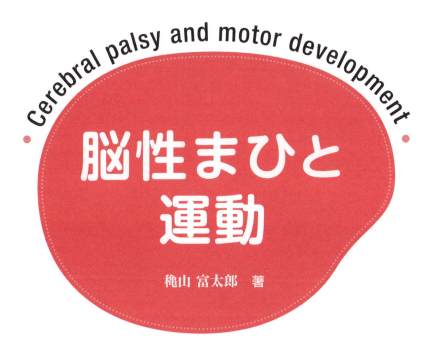

脳性まひと運動

Cerebral palsy and motor development

穐山 富太郎 著

医歯薬出版株式会社

This book was originally published in Japanese
under the title of :

NOUSEIMAHI TO UNDO
(Cerebral palsy and motor development)

author :

AKIYAMA, Tomitaro
   Director, Nagasaki City Welfare Center for the Disabled

© 2018 1st ed.

ISHIYAKU PUBLISHERS, INC.
  7-10, Honkomagome 1 chome, Bunkyo-ku,
  Tokyo 113-8612, Japan

はじめに

　1967年の秋，スイスのベルン大学でKöng E. & Quinton M.によるcourse on early ND treatment of cerebral motor disturbances(baby course) を受講する機会を得たが，そのcourseで強く印象付けられたのは，早期運動療法において，頭部に働く迷路性立ち直り反応の他に，頭部や体幹に働く体幹性立ち直り反応の意義の強調であった．

　両麻痺型脳性まひの運動療法における効率の良い学習方法は，麻痺の程度が軽い頭部立ち直り反応，肩甲帯と骨盤帯間の回旋運動を伴う体幹性立ち直り反応を促通し，それらの感覚-運動学習を繰り返すことである．痙性の強い両下肢にいきなりアプローチすることの非を戒められた．さらにKöng[1] は，出生後1年以内に治療開始した脳性まひ児69例の治療効果について，早期からの治療例ではほとんど知的障害を示さなかったが，運動経験が知的発達のチャンスを与えたからだと述べている．

　脳性まひ児は麻痺の強さに応じて，筋力低下を伴うため，運動療法では姿勢反応の学習と同時に抗重力筋の筋力強化を図る必要がある．

　痙直型脳性まひの中～重度障害児の歩行運動獲得のためにも，起立保持具や歩行器を利用した立位バランスや歩行運動の学習機会を増やすとともに家庭における生活環境整備が重要となる(第6章p91～100，K.O例，O.K.例参照)．

　アテトーゼ型脳性まひの巧緻動作獲得には，感覚-運動パターンの反復学習が有効である(第4章p47～48，K例，Y例，第11章p171～173，症例4，参照)．

　本書は脳性まひの運動に焦点を絞ったが，運動障害を主症状とする脳性まひ児に対して，1回／週，2回／月 程度の運動療法のみでは運動発達を促すことは困難である．運動量を増やす工面が必要である．当センターでは運動療法に加え，スポーツ療法を介した感覚-運動パターンの万回学習を心がけている．

　さらに脳性まひ児の全人的発達促進を目標に，医学的リハビリテーションと社会的リハビリテーションを包括したトータルリハビリテーションによって，脳性まひ児の社会参加，社会的自立を目指している．家庭療育では，食事，排泄，入浴などADLの体験学習は欠くことのできないものであり，就学にあたってはインクルーシブ教育の推進が望まれる．

　1984年の秋，五島列島へBrazelton先生をお迎えして，新生児21人に対して84回，新生児行動評価を実施した．五島列島の新生児の特質については，『ブラゼルトン新生児行動評価 第2版』[2] の日本語版序に記述されているが，全児がたくましく育った．生後7日目の家庭訪問しての新生児行動評価では列島を海上タクシーで駆けめぐったが，島の美しさは脳裡から離れない．とくに小値賀島の星空は遠い昔に想いを馳せさせてくれた．

　Brazelton先生からの本書へのお寄稿文は，感激の極みである．

2018年6月
穐山 富太郎

---

1) Köng E：Very early treatment of cerebral palsy. *Dev Med Child Neurol*, 8(2)：198-202, 1966.
2) Brazelton TB(原著)／穐山富太郎(監訳)：ブラゼルトン新生児行動評価 第2版. 医歯薬出版, 1984.

発刊に寄せて

The Use of the NBAS in Prevention and the Early Identification of and Treatment of Children with Cerebral Palsy
（脳性まひの予防と早期評価・治療におけるNBASの利用）

T. Berry Brazelton & J. Kevin Nugent
(Boston Children's Hospital and Harvard Medical School)

　Dr. Tomitaro Akiyama, from the University of Nagasaki, was one of the first professionals to be interested in using the Neonatal Behavioral Assessment Scale (Brazelton and Nugent, 2011). In 1984, Dr. Akiyama and his colleagues, Shohei Ohgi, Chisato Kawasaki and Toshiya Tsurusaki came to Boston to study with us, and afterwards Dr. Akiyama invited us to the University of Nagasaki many times to support his team in their efforts to introduce the NBAS to Japan. Since that time, the Nagasaki group has spent many decades conducting research using the NBAS to examine the effects of a wide range of pre- and perinatal variables on newborn behavioral development and on later developmental outcome (Ohgi, Akiyama, Fukuda, 2003, 2005 ; Ohgi, Takahashi, Nugent, Arisawa, Akiyama, 2003).

　The clinical approach developed by the Nagasaki group also demonstrated that the NBAS could help clinicians develop a management protocol for infants at risk for developmental disabilities (Ohgi & Akiyama, 2009 ; Ohgi, Fukuda, Akiyama, Gima, 2005 ; Ohgi, Arisawa, Takahashi, Kusumoto, Goto, Akiyama, Saito, 2004 ; Ohgi, Akiyama, Arisawa, Shigemori, 2003). Because of this, NBAS-trained professionals in Japan became convinced of the importance of developing a relationship of trust with new parents and, as a result, they were better able to support the infant's development, despite the diagnosis of cerebral palsy. The research program at the University of Nagasaki has therefore been very important in helping convince therapists that with babies, who are at risk, starting right from the beginning and developing a relationship with parents, can make a significant difference to a range of positive outcomes.

　Today many professionals across Japan have embraced this approach and are using both the NBAS and the Newborn Behavioral Observations (NBO) in their work with infants and families, particularly infants who are at risk. We believe that this is in no small way due to the commitment and devotion, the scholarship and wisdom of our esteemed colleague Dr. Akiyama and his colleagues. We offer them our deepest gratitude and our sincere admiration for their tireless efforts to meet the needs of vulnerable infants and families.

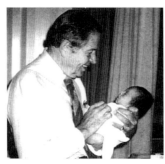
新生児と（1984，長崎）

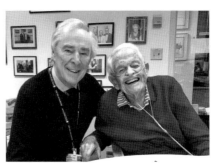
100歳の誕生日を間近にNugent先生と（2017.12.25）

目 次

はじめに …………… iii
発刊に寄せて ……… iv

第1章　ヒトの二足歩行の発達－系統発生と個体発生－　　1

1 二足歩行の発達 …………………………………………………………… 4
　（A）Primary Walking（初期歩行） …………………………………… 4
　（B）制御歩行 ………………………………………………………… 5
　（C）姿勢反応 ………………………………………………………… 6
　（D）6ヵ月時の歩行運動 ……………………………………………… 6
　（E）独　歩 …………………………………………………………… 6
2 歩行発達の亜型 …………………………………………………………… 9
　（A）opisthotonic posture（後弓反射姿勢）および背這い ………… 9
　（B）Shuffling（いざり移動） ………………………………………… 9
　（C）解離性運動発達（dissociated motor development） ………… 9
3 脳性まひ児の処女歩行 ………………………………………………… 10
　（A）痙直型両麻痺 …………………………………………………… 10
　（B）アテトーゼ型脳性まひ ………………………………………… 11
　（C）片麻痺型脳性まひ ……………………………………………… 12
　（D）運動失調型脳性まひ …………………………………………… 13
　　■ 第1章の文献 …… 13

第2章　脳の可塑性　　15

1 療育の実例 ……………………………………………………………… 16
　　■ 第2章の文献 …… 22

第3章　運動発達　　23

1 原始反射と姿勢反応の発達（Milaniのチャート） …………………… 23
2 原始反射，緊張性迷路反射 …………………………………………… 24
3 立ち直り反応 …………………………………………………………… 28
　（A）head in space（labyrinthine righting reaction） ……………… 28
　（B）body in sagittal plane（Landau reaction） …………………… 29
　（C）body derotative（body righting reaction acting on the body），
　　　体幹の回旋巻き戻し立ち直り反応 …………………………… 29
　（D）body rotative（body righting reaction on the body），
　　　体幹の回旋起き上がり立ち直り反応 ………………………… 29
4 パラシュート反応 ……………………………………………………… 31

5	傾斜反応（バランス反応）	32
6	抗重力筋	36
	（A）抗重力筋と立ち直り反応	36
	（B）抗重力筋とバランス反応	39
	（C）N型バランスボード	40
	■ 第3章の文献 …… 41	

第4章　脳性まひ病型の特徴と運動発達　43

1	脳性まひの特徴	43
2	脳性まひの臨床像	44
	（A）痙直型脳性まひ	44
	（B）アテトーゼ型脳性まひ	46
	（C）失調型脳性まひ	48
	（D）弛緩型脳性まひ	50
3	脳性まひの運動発達	51
	（A）脳性まひと原始反射	51
	（B）Moro反射の影響	52
	（C）非対称性緊張性頸反射（ATNR）の影響	53
	（D）緊張性迷路反射（tonic labyrinthine reflex；TLR）の影響	54
	（E）連合反応の影響	55
	■ 第4章の文献 …… 55	

第5章　脳性まひの早期診断と早期発達ケア　57

1	早期診断	57
2	Brazeltonの新生児行動評価法	59
	（A）新生児行動評価（neonatal behavioral assessment scale；NBAS）	60
3	NBASのクラスター分類	64
	（A）慣れ現象	64
	（B）方位反応	64
	（C）運　動	65
	（D）"状態"の幅	66
	（E）"状態"の調整	66
	（F）自律神経系の安定性	66
	（G）誘発反応	67
	（H）補足項目	67
4	クラスター分類による予後の検討	68
	（A）回復曲線	68
	（B）統計学的検討	69
5	自発運動	71

	6	画像診断	72
	7	早期診断におけるまとめ	74
	8	早期発達ケア	74
		(A) タッチポイントでの母子介入	75
	9	NICUからのリハビリテーション（療育）	78
		(A) 自己調整行動発達の支援	78
		(B) 母子相互作用の支援	80
		(C) 運動行動の発達支援	81
		■ 第5章の文献 …… 84	

第6章 理学療法（運動療法）と家庭療育　　87

1	ファシリテーション・テクニック	87
	(A) Bobath法	88
	(B) Rood法	88
	(C) Kabat法	89
2	家庭療育	90
	■ 第6章の文献 …… 100	

第7章 スポーツ療法　　101

1	スキー療法	103
2	インラインスケート療法	107
	(A) 端座位でのスクワット運動	108
	(B) 端座位での膝関節の交互屈伸運動	108
	(C) 立位保持バランス	108
	(D) 歩行運動	108
	(E) インラインスケートの実際	108
	(F) ラグビーの基本スキルを導入	108
3	プール療法	111
4	乗馬療法	114
5	山登り	115
6	車いすスポーツ	116
7	床上動作	118
	■ 第7章の文献 …… 119	

第8章 ボツリヌス治療　　121

1	ボツリヌス治療	121
	(A) 作用機序	122

　　　　（B）施注量，施注方法 ················· 122
　　　　（C）施注筋の選定 ························· 123
　　　　（D）施注後の運動療法，装具療法 ··· 125
　　　　（E）治療効果 ······························· 126
　　　　（F）副作用 ··································· 130
　　2　まとめ ·· 131
　　　　▮第8章の文献 ····· 132

第9章　踵歩きギプス（Heel gait cast；HGC）　　133

　　1　Castingの手順 ································ 134
　　2　適　応 ·· 138
　　3　非適応 ·· 140
　　4　痙縮緩解メカニズム ························ 140
　　5　運動機能の評価 ······························ 142
　　6　理学療法 ·· 142
　　　　▮第9章の文献 ····· 147

第10章　歩行のためのボツリヌス治療と踵歩きギプス（HGC）療法の併用　　149

　　1　中等度症例 ····································· 149
　　2　重度症例 ·· 160

第11章　整形外科治療と運動機能　　165

　　1　整形外科的手術 ······························ 165
　　2　定位脳手術 ····································· 177
　　3　まとめ ·· 178
　　　　▮第11章の文献 ····· 179

第12章　運動機能の後退　　181

　　　　▮第12章の文献 ····· 188

あとがき ············· 190
索　引 ················· 191

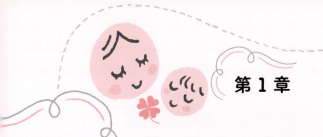

第1章

ヒトの二足歩行の発達
－系統発生と個体発生－

　動物が陸上に上がったのは，魚からの進化としてであって，鰭は陸上では肢らしく強くなり伸びてきた．水中では浮力があるが，陸上では重力の影響をもろに受ける．水野[1]によると，体を前方へ押しやる力が強くなるためには，筋肉が強くならねばならないし，筋力をより強く働かせる為には骨が長くなる必要があった．一方，大脳の新皮質は脊椎動物の水中からの脱出，そして地上に限定された状態から樹上生活への進化に伴って発達し，さらに森からサバンナへ進出した人類においては大脳の大部分を占めるに至る．そして視床と線条体は，ほぼ完全に大脳皮質の支配下に入ってしまう．したがって，人類の大脳皮質運動領野が広範囲に破壊されれば，視床と線条体が正常であっても重篤かつ永久的な随意運動障害が生ずるのに対し，下等哺乳類の大脳皮質を破壊してもかなり複雑な運動がなお可能である．大脳を切断されても，カエルは這ったり，跳んだり，泳いだりできる．

　ヒトはサルの類から進化してきたが，Weidenreich[1]によると，サルの類からヒトの足への移り変わりを次の3点にまとめている．①ヒトの足は細く長くなってきた．②ヒトの足は強固になってきた．③ヒトの足にはアーチ構造ができた．すなわち，ヒトの足は木に登るための足から，地面を走る足へと進化し，さらに「立つ」ための足へと進化してきた．以上，大雑把なヒトのlocomotionの系統発生を振り返ったが，以下，胎児期から生後1年半までの個体発生について述べる．

　Milani[2]は，超音波走査による観察から胎児の行動を次の4つにまとめている．

① fetal locomotion（胎児の移動運動）
② fetal propulsion（胎児の推進運動）
③ competence for survival（生命維持に必要な行動）
④ emerging competences（緊急時に対応できる能力）

新生児の匍匐運動，初期歩行，台乗せ反応などの原始反射がfetal locomotionの遺残徴候とされ，陽性支持反応がfetal propulsionの遺残徴候とされて

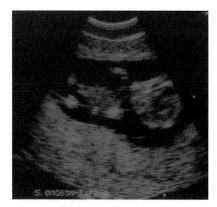 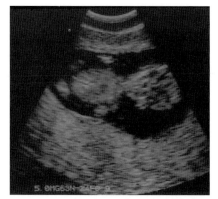

図1-1 匍匐運動，胎生11週

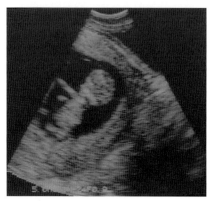 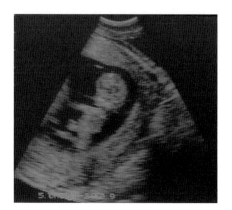

図1-2 歩行様運動，胎生12週

いる．

　夏山[3,4]によると，fetal locomotionの発達において，胎児は胎生9週から12週のわずか3週で四足歩行から二足歩行へいたる系統発生学的発達過程を再現するとしている．**図1-1，1-2**は，それぞれ我々が観察した11週，12週の匍匐運動と歩行運動[5,6]を示す．羊水中での歩行運動であって，あたかも48年前のアポロ宇宙船乗組員の月面歩行を思わせる．

　胎児の運動発達の第一段階にある初期運動パターン（primary motor patterns）は，およそ胎生20週ごろまでに完成し，その後の発達はこれら運動パターン・アルファベットを利用した統合過程である．かくて原始反射や自発運動の発達は胎生28週から40週にかけて最高度に達する．これらの発達状況に関しては，胎生4ヵ月半の指しゃぶり，5ヵ月半の臍帯にぎり遊びのほか，豊かな顔面表情がNilsson[7]の特殊な技術により見事に写真に収められている（**図1-3，1-4**）．また，超音波走査により，舌を出したり，手で頬を

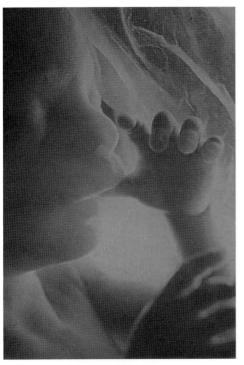

図1-3 指しゃぶり，胎生4ヵ月

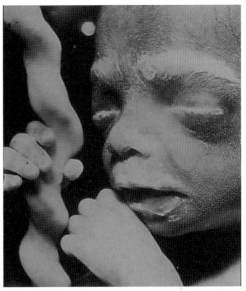

図1-4 臍帯にぎり，胎生5ヵ月半

かいたり，子宮壁を蹴ったりなどの運動機能の発達とともに，呼吸運動，吸啜-嚥下運動，排尿など生命機能の発達も予想していたよりはるかに早期から観察される．かくて，胎児は分娩に際してfetal propulsionにより両足で子宮底を蹴り上げて児頭を子宮口へ押し進め，母親と共同作業を演じる．また，出生後の第一呼吸にはMoro反射が強く関与し，オギャーと両腕を拡げて第一声をあげる．

ところが，子宮内ではスムーズに行えていた胎児の運動行動も，子宮外での重力の影響下にあっては反射的でjerkyな動きとなる．そして，二足歩行を獲得するには出生後1年間を必要とする．その理由として，次の3点が挙げられる．

① 大脳皮質の発達：ヒトの皮質-脊髄路の髄鞘化は出生後も1年間引き続き起こる．出生後にすぐに歩く四足動物や，ふ化後すぐに歩き出すヒヨコと新生児との相違は，誕生時に四足動物やヒヨコの発達がヒト新生児のそれより進んでいることである．

② 二足直立位保持および直立歩行は学習を必要とする高度な運動行動である．鳥も飛び立つには学習を必要とするが，ヒトやチンパンジーの歩行は，

手指機能と同様，長期間にわたり学習しなければならない．

③中枢神経系の成熟過程において著しい体重増加がある．脳の重量が6ヵ月で2倍，全体重は1年間で3倍となり，二足歩行のための抗重力的な姿勢反応の獲得に不利となる．

McGraw[8]は，双児の比較研究から，一方の児は四つ這いや歩行の練習をさせ，他児に対してはそれらを妨害したが，歩きはじめに相違がなかったと報告している．Peiper[8]は両股関節脱臼の児に対して1年間ギプス治療を施し，1歳半の時にギブスシーネとした．その間，立位や歩行の機会を剥奪されたが，ギブスシーネにした翌日，ベッドから落ちて隣の部屋まで歩いて来たと報告している．また，水野によるとアフリカのある部族は，赤ちゃんを胴巻きにして天井につるして育て，1歳時に床に下ろすと独歩したという．これらの報告から，歩行の獲得にとって，皮質脊髄路の髄鞘化，大脳の成熟が一義的に重要であり，学習は二義的な役割を果たすとも考えられる．しかし実際にはこれらの乳幼児も重力にさらされているため，head controlや体幹性立ち直り反応の学習はできており，二足歩行の準備が皆無とは言えない．無重力状態の宇宙で育った新生児が1歳時にはたして地球上で歩くことができるだろうか，組み込まれたプログラムは活かされないであろう．

1 二足歩行の発達

(A) Primary Walking（初期歩行）

新生児を直立位に保持して両足を床に接触させると，じわじわと両下肢を伸ばして体重を支持する．いくらか前方へ倒すと，通常，生後最初の6週間，数歩前方へ歩をかわす．初期歩行は脊髄反射への依存度が高く，前庭器の関与もほとんど無いようである．主として前足部に体重をかけ，足関節は内反位を，股関節は内転位をとることがある．ざらざらした感触の面を用意すると，床におけると同様に壁面や天井をも歩き出す．

歩行筋電図の所見(図1-5)では動筋，拮抗筋の同時収縮で下肢を伸展させ，遊脚期と着床前に前脛骨筋に優位に筋活動がみられる二足歩行様パターン[9]であった．上段は筋電図の積分値比をTA/Gastrで示した．stance phaseに比してswing phaseが短く，上半身や体幹が参加しないという点で，真の歩行とは異なった未熟な歩行である．

初期歩行と真の歩行との間には時間的関係はないとされ，初期歩行は生後4〜5ヵ月に入ると消退し，9〜10ヵ月で再び歩きはじめる．McGrawはこ

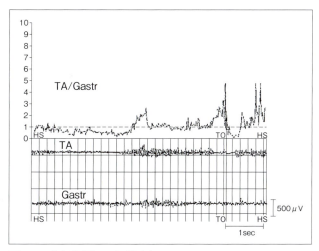

図1-5 歩行筋電図：初期歩行
（TA：前脛骨筋，Gastr：腓腹筋，HS：足部着地，TO：足部離床）

の間を抑制期と呼んでいる．一方，Andre-Thomas [8] は出生後1日目から毎日，母親に初期歩行を実施させた．初期歩行は2ヵ月後にはためらいがちとなり，ゆっくりとしていて，リズミカルではなくなったが維持することができた．そして9ヵ月末には独歩できたと述べている．

(B) 制御歩行

Shikら [10] は1966年，除脳ネコで中脳の楔状核に歩行誘発野を発見しているが自動的歩行運動制御機構は脳幹にある．弱い刺激では足踏み運動が起こり，刺激を徐々に強めていくと，歩きだし，さらに強めると走りだし，ついにはギャロップ運動が起こる．刺激を弱めていくと，その逆の経過をたどる．森 [10] はこの制御歩行が，①歩行リズム解発系，②筋トーヌス制御系，③歩行位相制御系など3制御系の機能統合下に発現するという作業仮説を立てている．

歩行位相制御系の代表例は前庭脊髄運動系で，外側前庭核は伸筋支配 α 運動細胞の活動を促進し，赤核や網様体の細胞は屈筋支配 α 運動細胞の活動を促進する．二足歩行には，これらの歩行運動制御機構に加え，抗重力的な立位バランスが求められる．

運動機能は歩行運動をはじめ多くが脊髄，脳幹，大脳皮質レベルの三段構えとなっている．

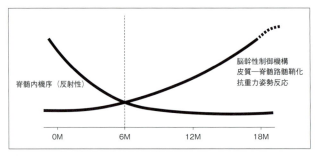

図1-6 反射性歩行と真の歩行との関係

(C) 姿勢反応

　　Milani[11]は，機能的な運動能力と潜在する反射構造との間の相関関係について述べ，起立をパラメーターに選び，起立を構成する姿勢反応（立ち直り反応，パラシュート反応，平衡反応）との関係をチャートで示している（第3章p25参照）．これらの姿勢反応の発達には1年半を必要とする．

(D) 6ヵ月時の歩行運動

　　6ヵ月の時期は，上位中枢の発達がすすみ反射性歩行はMcGrawの抑制期にあたるが，両脇で支えて保持すると，母親の呼びかけに対して，全身による協調的な体重支持に乏しいといえども，児は前進するための歩をかわす．この時期のEMG所見では，新生児期と同様，stance phaseでの同時収縮は顕著であるが，swing phaseの前脛骨筋はより明瞭な筋活動を示していた．新生児期同様swing phaseは短いがcadenceは新生児期の2倍の40であった．本児は，新生児期から週に2回程度，初期歩行を誘発するよう指示したが，11ヵ月で歩行開始している．

　　反射性歩行と真の歩行との関係を図1-6に示したが，真の歩行の獲得過程は，脊髄内に組み込まれている二足歩行プログラムを脳幹，さらには大脳皮質のコントロール下に統合していく過程である．二足直立歩行にとっては，立位保持のための抗重力的な姿勢反応の発達が重要性を増す．反射性歩行と真の歩行との間に，実際には，時間的関係があり，抑制期にあたる谷間は，単に両者の移行期にすぎず，みかけ上の抑制期といえる．

　　未熟児は成熟時に比して一般的に伸展緊張優位にあるが，抑制期が短く，谷間が目立たない特徴がある．

(E) 独　歩

　　脳性まひでは痙縮および緊張性反射の存在や低筋緊張のため，立ち直り反

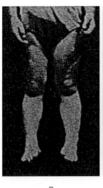
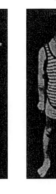
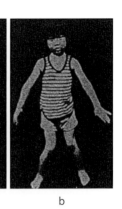

図1-7　3歳正常女児
　　　a：外側立ち　b：外側立ちでの足踏み

図1-8　5歳正常男児
　　　a：内側立ち　b：内側立ちでの足踏み

応，平衡反応の発達不全がおこり，よりprimitiveな運動パターンと異常姿勢緊張を伴った歩行を呈するようになることは当然として，正常児においてもバランス獲得過程において原始反射，緊張性反射にもとづく非分離的運動，連合反応等がみられることは興味あるところである．すなわち上位中枢機能が成熟する過程において，これらの原始的な反射，反応が正常な運動発達促進に関与している姿をうかがうことができる．

　また歩き始めの頃，foot graspとともにBabinski反射に似た母趾の背屈運動がしばしば観察されるが，立位でのバランス反応獲得の過程において，とくに立位での足関節背屈運動が発達しつつある段階でこれらの原始反射が平衡反応の発達に関与するものと考えられる．またこのBabinski様の母趾背屈現象は乳児の腹這い(creeping)時に見られることがあり，背屈した母趾で床をつきおしながら，前へと進んでいく．この母趾背屈は四つ這いが可能になると見られなくなる．

　さらに3〜5歳の正常児を足底外側部で立たせると著明ではないがBabinski反射様の母趾背屈があらわれ，足踏みさせるとそれが一層著明となりtotal flexion patternに近い姿勢をとる傾向がみられることは興味あるところであり，また上肢の動きは連合反応と受け取ることもできる．次に足底内側部で立たせると，total extension patternに近い姿勢をとる．図1-7は3歳の正常女児，図1-8は5歳の正常男児を示す[15]．

　12ヵ月では立位バランスが発達し独歩が始まる．初期にはhigh guard歩行をし，バランスを崩すと新生児期に観察されるのと同様なATNR posture（非対称性緊張性頸反射姿勢）を利用したバランス回復（図1-9）が見られ，原

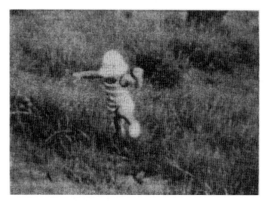
図1-9　ATNR posture

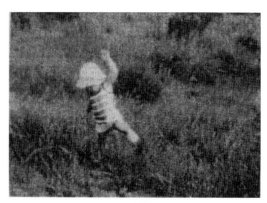
図1-10　Moro反射様の伸展運動

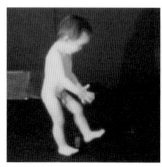
a

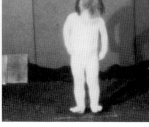
b

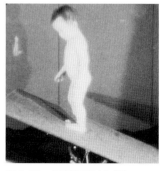
図1-12　傾斜反応（立位）

図1-11　踵バランス遊び（1歳6ヵ月）

始反射が顔をのぞかせる事がある．図1-10はMoro反射様の伸展運動を示す．

　high guard歩行の筋電図所見では，stance phaseで，heel-toe-heel-toeと荷重面が動揺している状態がうかがえた．不安定な歩行でswing phaseは10％と非常に短く，1分間の歩数は88であった．

　medium-guard歩行の筋電図所見では，相反性の筋活動がより顕著となり，stance phaseとswing phaseは各50％と安定してくるが，1分間の歩数は180と急ぎ足歩行であった．また，stance phaseにおける前脛骨筋と下腿三頭筋の同時収縮が引き続き観察された．

　正常発達では独歩を開始して数ヵ月も経つとno guard歩行となり，踵バランス遊びを楽しむまでに発達するが，成人の二足歩行のパターンに達するのは5～6歳頃であり，18ヵ月の高度なバランス反応（図1-11，1-12）が獲得された後もなお5年の歳月を必要とするのには改めて驚かされる．

2　歩行発達の亜型

（A） opisthotonic posture（後弓反射姿勢）および背這い

　　　　　opisthotonic postureを呈し，背這いを得意とする正常発達の亜型がある．原因不詳のものもあれば，子宮内強制胎位や機械的圧迫の影響を受けたと推測される児もいる．正常発達を遂げたリスクベビーの中には，双角子宮，子宮筋腫，双胎などにともなう顔面位，足位，頭部圧迫などの症例で，本来の伸展緊張がより強く出現しopisthotonic postureや背這いを示すものがあった．

　　　　伸展筋緊張は，頭部立ち直り反応の発達につれて生後まもなくより徐々に発達し，発達初期（生後1～3ヵ月）の伸展筋緊張は頸部のそりかえり運動として，しばしば，授乳時，啼泣時等に観察される．ATNR postureやopsthotonus様の伸展緊張の高まりを伴うという理由で紹介されて来ることが多いが，正常発達過程における伸展緊張が誇張されているに過ぎないことも多い．

　　　　一方，head controlが悪く，腹臥位をとることが困難で，背這いしかできない脳性まひ児がいる．亜型発達と病的なopistotonic postureとの鑑別が重要である．

（B） Shuffling（いざり移動）

　　　　特に基礎疾患のない児で，creepingやcrawlingを不得意とし，座位でのいざり移動を呈する発達亜型がある．37例の発達経過では，つかまり立ち，ひとり立ちが早い程，歩行開始が早く，寝返りや這い這いとの関連は低かった．独歩開始は平均1歳5ヵ月であった．37例中，14例は独歩開始まで這い這い移動を全くしなかった[6]．このほか，寝返り，creeping，crawling，つかまり立ちの発達順序が逆転する児もいる．しかし，creepingやcrawlingは，身体や神経機構の発達に一致した自然な発達段階であり，省略したり，逆転したりするのは好ましいことではない．

（C） 解離性運動発達（dissociated motor development）

　　　　生後6～9ヵ月頃に，立たせようとしても下肢を突っ張らないという理由で紹介されてくる子どもたちがいる．その中にはうつぶせがきらいな子どもも含まれる．Lundbergら[12,13]は手指機能（fine motor）の標準的発達に比して，座位への起き上がり，四つ這い，つかまり立ちなど体幹，下肢機能（gross motor）の著しい発達遅滞を示す解離性運動発達を報告した．筋緊張低下

(71%), shuffling(51%), 座位への起き上がり遅滞(79%)などを伴う解離性歩行遅滞児（17ヵ月以後に歩行開始）65例について詳述している．

解離性運動発達の良性タイプも存在するが30例は症候性歩行遅滞で，脳性まひを含めた神経学的疾患が15例含まれていた．

子どもの運動発達には当然個体差があり遺伝因子や環境因子も影響すると思われるが，症候性歩行遅滞の見極めは重要である[14]．

3 脳性まひ児の処女歩行[15]

脳性まひ児は軽症例を除き，脳傷害に基づく異常所見として新生児期から原始反射並びに筋緊張の減弱，自発運動の減少などがあり，新生児期から運動発達が阻害される運命にある．

歩行運動の基盤となる立ち直り反応，パラシュート反応およびバランス反応の発達は徐々に強まる原始反射や緊張性姿勢反射の影響を受け，多少とも病的な姿勢反応や感覚−運動パターンが身につく．このため重症度に応じて処女歩行が遅延する．

（A）痙直型両麻痺

低出生体重児から脳室周囲白質軟化症（PVL）を発症することがある．正常運動機能の促通のため，新生児集中治療室にいる時から未熟児に対するポジショニングやハンドリング，運動療法が重要な所以である．低筋緊張や緊張性姿勢反射に対応した適切な寝かせ方，抱き方，とり扱い方，運動しやすい環境づくりなどが求められる．

正常児の発達では，定頸はじめ体幹性立ち直り反応は1歳前後で最高度に達し，子どもを床に寝かせると，それが不快でもあるかのように即座に座り，立ち上がり，独歩できるようになる．

痙直型両麻痺では痙縮と緊張性迷路反射や原始反射の影響を多少とも受け，集団伸展パターンと集団屈曲パターンの両頭政治の支配下に運動が遂行され，選択的な分離運動の獲得が困難である．運動療法による姿勢反応の発達促進が充分でなかった症例では，より顕著な病的パターンを呈することになる．

痙直型両麻痺の歩行は鋏脚歩行で代表されるが，立ち直り反応，バランス反応の発達不全が歩行困難の原因となっている．独歩できても相反性筋活動の発達不全を伴う．

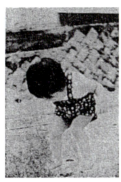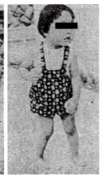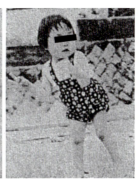

図1-13　Y.O.2Y6M. diplegic type

　高這い位から立ち上がるのに必要な程度の立ち直り反応，バランス反応が発達してはじめて処女歩行への挑戦がはじまる．軽度症例は1歳で独歩できるが，中度症例では2～3歳までに多くが独歩可能となる．

　正常歩行では歩行開始後6ヵ月で，体軸回旋を伴い，両上肢を交互に振ったガードなし歩行ができるが，2歳で独歩出来たY.O.例は両足外反位でwide baseで立ち，踵の接地はできているが鋏脚姿勢をとり，前傾姿勢で同側上下肢を腰から同時に振り出す中ガードでの歩行を示し，体軸内でのbody rotation（体幹回旋運動）に乏しい（図1-13）．歩行筋電図でも相反性筋活動に乏しく，病的な同時収縮が目立った．歩行運動の改善には立ち直り反応，バランス反応の促通に加え，体幹筋，殿筋，大腿四頭筋など筋力強化が必要である．

　4～5歳までに四つ這いが可能となる重度症例も独歩できる可能性があるが，痙縮が強く拘縮の徴候があれば整形外科治療により独歩が早まることがある．しかし過剰な筋，腱の延長は筋力低下をきたすため，逆に独歩困難となる症例も多い．術後の後療法に関わった1例は15歳でやっと処女歩行を果たした．

（B）アテトーゼ型脳性まひ

　アテトーゼ型脳性まひは不随意的な異常運動と動揺する姿勢緊張とにより姿勢が崩れ易い．アテトーゼ型は正常な同時収縮に乏しく，持続性の抗重力的な姿勢保持が困難であるが，立ち直り反応，平衡反応がある程度発達すると，逆に緊張性姿勢反射（ATNR，集団伸展パターンなど）をうまく利用することにより歩行に必要な姿勢緊張を生み出し，立位バランスをとることが可能になる．

　核黄疸が原因の軽度アテトーゼ型の一例は1歳8ヵ月で独歩できた．中度

アテトーゼ型は多くが3歳前後で独歩可能となる．重度仮死（臍帯てんらく）が原因の中度アテトーゼ型の一例は2歳で高這い位からの立ち上がりが可能となったが，両足を外反足位にしてwide baseで立ち，集団伸展パターンを利用した立位保持で，後方への転倒をさけるために頭部を前方へ突き出した姿勢をとっていた．処女歩行は2歳6ヵ月であった．

　重度アテトーゼ型の中には5～6歳までに独歩できる症例もあるが，しばしば独歩が遅延する．10歳，14歳で夫々処女歩行を果たした症例を紹介する．前者は移動に歩行器，補助輪付自転車を利用していたが，小4のとき教師のアドバイスをきっかけに独歩できるようになった．後者は幼少の頃から三輪車をあてがわれ遊んでいたが，小学校は補助輪付自転車で通学，小4のとき試みに補助輪をはずしたのがきっかけで自転車に乗れるようになり，自転車通学のあと中2で独歩できた．

　通常，独歩が先で，その後自転車に乗れるようになるが，独歩獲得が困難な重度アテトーゼ型脳性まひでは逆転することもあり，自転車こぎによる体幹バランスの強化が両下肢の立位バランス獲得に有利に働いたと推測される．後者は後には独歩のみならず，大型バイクを乗り回すまでになっている．重度アテトーゼ型には自転車乗りを推奨したい．

　一方，病状の進行によって独歩困難になった脊髄小脳変性症やパーキンソン病患者が残された体幹機能を活用してバイクや自転車で通院して来るのを見かけるが，立位バランスは障害され，歩行困難となっても，体幹バランスは比較的良好に保たれている証拠だと見受ける．パーキンソン病患者では自転車のリズム運動の影響もあると思われるが，この不思議とも思える現象は運動機能の後退過程を示すものである．脳性まひ児（とくにアテトーゼ型）の歩行獲得過程においては，自転車乗りによる体幹機能の強化が，立位バランスの発達を促したと考える．あたかも脊髄小脳変性症やパーキンソン病患者の裏返しのようである．

(C) 片麻痺型脳性まひ

　片麻痺においては患側の痙縮とともに知覚障害（表在知覚，位置覚，運動覚等）および連合反応がいろいろな姿勢における患側上下肢および躯幹の運動発達を阻害し，患側での体重支持を困難とさせている．

　軽症例で急ぎ歩きに際してtoe-heel gait（趾-踵歩行）を示す程度のものは処女歩行の遅延はほとんどみられないが，運動障害の程度によっては遅延す

る．しかし一般に片麻痺の歩行開始時期は他の病型に比して一番早く，すべて歩行可能となる．

（D）運動失調型脳性まひ

小脳のある種の先天性欠損，無形成はほとんど機能的欠陥を示さないことがあるといわれる[16]．しかし，実際の症例においては，錘体路症状や小脳以外の錐体外路性運動失調，深部覚障害などを合併することがあり，処女歩行は遅延するため運動療法が重要である．

自験例で中度障害の処女歩行は7〜10歳と幅があった．

■ 第1章の文献

1) 水野祥太郎：ヒトの足．創元社，1984.
2) Comparetti AM：The neurophysiologic and Clinical Implications of Studies on Fetal Motor Behavior. *Seminars in Perinatology*, **5**(2)：183-189, 1981.
3) Natsuyama E：Ultrasonic Examination to Fetal Behavior. Video, 1984.
4) 夏山英一：妊娠初期の胎児行動．周産期医学，**19**(6)：751-758, 1989.
5) 鶴崎俊哉・他：超音波断層装置を用いた胎児の運動分析に関する検討．長崎大学医療技術短期大学部紀要，**6**：55-61, 1993.
6) 穐山富太郎：ヒトの二足歩行の発達．理学療法学，**19**(7)：637-645, 1992.
7) Nilsson L：A Child is Born. Delacorte Press, 1977.
8) Peiper A：Cerebral Function in Infancy and Childhood：The International Behavioral Sciences Series. Springer, 1963.
9) 山下英明・他：新生児・乳児の原始歩行（講演）．第8回バイオメカニズム学術講演会，1987.
10) 森　茂美：歩行運動の神経生理学"立つ・歩く"仕組み／高柳慎八郎（編）：脳性麻痺第6集 第12回日本脳性麻痺研究会記録．pp3-32, 協同医書出版, 1986.
11) Milani-Comparetti A, Gidoni EA：Routine developmental examination in normal and retarded children. *Dev Med Child Neurol*, **9**(5)：631-638, 1967.
12) Hagberg B, Lundberg A：Dissociated motor development simulating cerebral palsy. *Neuropaediatrie*, **1**：187-199, 1969.
13) Haidvogl M：Dissociation of maturation：a distinct syndrome of delayed motor development. *Dev Med Child Neurol*, **21**(1)：52-57, 1979.
14) 穐山富太郎：歩行の遅れから何を疑うか－鑑別のための問診と発達評価．臨床リハ，**3**(8)：672-675, 1994.
15) 穐山富太郎・他：脳性麻痺児の処女歩行．最新医学，**30**(2)：202-213, 1975.
16) 伊藤正男：小脳症状とその見方／伊藤正男・他（編）小脳の神経学．pp142-154, 医学書院, 1986.

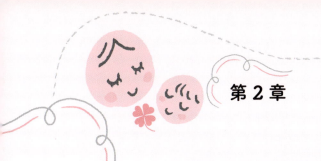

第2章

脳の可塑性

　脳，脊髄の神経細胞は，いったん破壊されると，再生することはないとされている．しかし，残された神経細胞からの新たな樹状突起の発芽が起こり，感覚-運動学習に対応した新たなシナプス形成が起こり，神経回路が再編成されるといわれている．

　塚原[1]の『脳の可塑性と記憶』という著書の中で，米国の科学雑誌『サイエンス』に掲載された英国のある大学生の脳の記事が以下のように紹介されている．

> 　その大学生は数学で賞をとり，IQが126で，まったく普通の社会生活を送っていたが，実は大脳皮質がほとんどないことが，CTスキャンで発見されたのである．そのことは驚嘆に値する．もちろん，大人が突然このような状態になれば，とても生きておれない．しかし，子どものときから少しずつ大脳皮質が欠けていった結果，大脳皮質以外の脳や小脳などが，欠けた大脳皮質の機能を代償するようになるということをこの例は示していたのであるが，言い換えれば脳には驚くべき柔軟さがあって，大きな部分がごっそり脱落しても残った部分が新しい機能を獲得するという性質（可塑性）がある．

　また伊藤は『小脳の神経学』[2]の中で，小脳の機能について，「遺伝的病変あるいは生後早期に発生した病変は，成人後に現れた後天的な病変とはまったく異なった転機をとる．前者は成長し発育を遂げる有機組織により代償されうるが，すべての成長が止まった時点では，それは不可能である．小脳のある種の先天的欠損，無形成はほとんど機能的欠陥を示さないことがあり，成人になって無症状のままほとんど偶然に発見されることがある」と述べている．

　オートバイなどの衝突事故で，腕を支配する神経が脊髄からもぎ取られ，腕がまったく動かなくなった神経根引き抜き損傷に対して，呼吸筋を支配する肋間神経の筋枝数本を束ねて，肘関節を屈曲させる上腕二頭筋および上腕筋の支配神経である筋皮神経へ移し換える手術法[3]がある．移し替えた肋間神経は呼吸運動の代わりに，随意的な肘の屈曲運動を引き起こすようになるが，この現象は脳の可塑性に基づくものと考えられている．

塚原[1]は，ネコの前肢の屈筋支配神経と伸筋支配神経とを組み替える交叉縫合実験を行った．最初のうち運動は逆転し，腕を曲げようとすると伸び，伸ばそうとすると曲がる．しかし，しだいにネコは手術したほうの前肢で缶から餌をとるような運動ができるようになった．このとき，塚原は赤核大細胞から大脳−赤核シナプスによる興奮性シナプス電位の変化を記録することができた．これらの機能転換は，交叉縫合後，大脳からの入力線維に発芽が起こり，細胞体に近い樹状突起で新しいシナプスが形成され，脳の神経回路が再編成されたことを示すとし，運動療法における可塑性の重要性に触れている．

筆者の経験でも，脳性まひ児のCT，MRIなどの画像診断で広範，高度な脳実質損傷を伴いながらも，驚くほどの能力を発揮する場合がしばしばあった．また，言語中枢損傷を伴う右片麻痺型脳性まひで言語障害を随伴した児をみかけることがほとんどない事実も脳の可塑性の関与を示唆しているものと思われる．さらに，脳室周囲白質軟化症（PVL）を伴う超未熟児で正常発達を遂げた児を数例経験した．

1 療育の実例

症例1. 小脳形成不全のD君は脳室空気造影，脳血管造影から小脳萎縮および欠損像が明らかで，錐体路萎縮も伴っていた．「失調型脳性まひに対して運動療法を施しても意味がない」という小児科医の意見だったが，この症例は痙直（spasticity）も伴った混合型で，早期から運動療法を実施した．小学4年生のときに歩きだし，今では路上を上手に歩いて日常生活には不便を感じていない．その妹も兄と同様な運動発達経過を示したが，MRIで顕著な小脳形成不全を伴っていた．

症例2. 痙直型両麻痺のS君は側脳室が体部から後下角にかけて拡大，左が右に比して顕著だった．生後9ヵ月時に足底把握反射を伴った柱様の陽性支持反応がみられていた．2歳半で独歩できたが，鋏状歩行を呈していた．運動療法，ギプス療法を継続し，小学1年生のとき父親とスケートを練習し滑走できるようになった．2年生になってスキーに挑戦したが左膝関節の外反変形のためスキー靴をはくのが困難だったため，3年生のとき左膝関節の外反矯正装具を製作，見事スキー滑降できるようになった．まさかと思うほどスキーが上達するとともに，歩行障害の改善もみられた．

症例3[4]**.** 暁子さんは双胎にともなう未熟児の女児で，両麻痺型脳性まひ

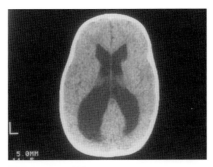
図2-1　CT所見

を呈した．側脳室が三角部から後角にかけて両側とも著明に拡大した像を示した（図2-1）．大脳後頭葉から頭頂葉にかけての病変であり，かなりの高次脳機能障害が出てもおかしくないと思われる症例であるが，知的発達は良好で語学が堪能となった．

　暁子さんとの出会いは42年前の1歳3ヵ月のときだった．筆者は当時，新生児期からの脳性まひ療育を手がけていたが，一般には早期診断，早期療育に対する理解が乏しい時代で，暁子さんも放置されていた状態だった．そんな中でただ一人，生後8ヵ月の時に診ていただいたみさかえの園（重症心身障害児収容施設）の久野先生（小児科医）から，暁子さんのご両親は貴重な話[5]を聞くことができた．それは脳細胞の発達・分化についての病理学の基礎的な説明だった．いったん破壊された脳細胞は生き返ることはないが，その同じ働きはまわり道の回路をつくって取り戻すことができ，未発達の赤ん坊の場合ほど期待がもてるということだった．迂回路をつくるには，外から繰り返し繰り返し刺激を与えることが必要で，時間はかかるがゆっくり辛抱強く育てなさいとアドバイスを受けた．この時のお話は，その後の訓練の説明や理解に大変役に立ったそうである．これこそ，脳の可塑性の原理であった．

　双子の暁君の行動発達をお手本に，両親，小さい姉たちみんなでアイデアを出し合って療育に励んだが，その様子は以下のように記されている[5]．

> それ以降，手探りながらいろいろと試みました．お手本は暁でした．暁と暁子の違いを知り，できるだけ暁の状態に近づけようと考えました．たとえば話しかければすぐに反応する暁，暁子には10倍も20倍もあやし，話しかけ，歌って聞かせました．固い足首はもみもぐし，動きにくい首はお風呂の中で，イチ，ニ，イチ，ニ，とまわし，いつも肩にかつぐように上げている左手は，上下に伸ばしたり胸の上に置いたりという具合でした．
>
> その頃，あやしたり話しかけたりに対する反応がないのに，きれいなゆったりした音楽にはじっと耳をすましているようなそぶりがうかがえ，激しく泣いているときでも，抱いて足をさすりながら音楽を聞かせると泣き止むのに気づきました．そのときから，眠っているときも目覚めているときも，できるだけ音楽を流し続けるようにしました．初めは静かな優しい曲から，しだいにリズムのはっきりしたボレロ，タンゴ，マーチに変わり，ポピュラーへと好みも変わっていきました．今，暁子の生活で最強の武器になっている優れた音感は，もしかしたらこの小さいときから聞かせ続けた音楽の影響ではないかと思っています．全てが絶望的に思えた暁子でしたが，この音楽だけがかすかな光明でした

1歳3ヵ月のとき，西ドイツから理学療法士M・Seybold女史来崎という新聞記事を見ての受診（長崎大学病院整形外科脳性まひクリニック）だった．40年前，重度脳性まひ児はhopeless babyとして療育対象外におかれていた．それまでは手探りの家庭療育だったせいもあり，典型的な鋏状肢位を呈していて，脊柱は洗濯板のようで，頭のコントロールさえうまくできず，寝返りもできない状態だったが，徐々に体幹の柔軟性が回復，運動機能改善のきざしが見えてきた．その後，一年間のSeybold女史[6]の運動療法を受けた．

以下，語学の学習経緯に焦点を当てて紹介したい．

1歳3ヵ月の初診時，お母さんは暁子さんの様子を「私に対して常に薄いベールを張りめぐらし，視線をそらし，私が近づくことをかたくなに拒絶する雰囲気がありました」と書かれている．

療育の模様は以下のようである．

> 首を持ち上げること，持ち上げた首をそのままの姿勢に保つことから始めました．時にあせり，時に失望し，時に喜びの日々を経て，牛の歩みにも似た進歩を私自身が認めるようになったのは，1年近く経ってからでした．
> 寝返りができるようになったのは2歳近く，這いはじめたのが2歳10ヵ月でした．3歳になって，摂食，排泄トレーニングを開始，自閉的傾向に対しては，①言葉と物を一致させる，②五感（音・味・触・嗅・視）を刺激する，③形の識別，④子ども同士で遊ばせる，などの指導を受けました．きびしいトレーニングの末，5ヵ月後には「オシッコ」と自分の意思を初めて言葉で表現することができました．摂食トレーニングは以下のようでした．食事のテーブルでは，並んだ物の名前を覚えさせました．パン，ミルク，スプーンなどなど，1ヵ月半ほどでコップが器で，中に入れるのがミルクと区別できるようになりました．自分で言える言葉は，ミルク，コップなど一つに半年位ずつかかりまし

> たが，次第に早くなって数がふえていき，"コップにミルクを入れてちょうだい"と言えるようになりました．ストローを使って飲めるようになるのに2ヵ月，スプーンを握って口へ運ぶのに6ヵ月，何もかも教えなければならず，長い時間がかかりました．逆に時間さえかけて教えれば，困難と思われることでもかなりできるようになることがわかったというべきでしょう．とにかく，生きるための必要最低限—食べることと排泄すること—を自分の意思ででき，言葉で表現できるようになったのは，暁子にとって大飛躍でした

3歳から父親の指導で水泳訓練を取り入れ，4歳のときから統合保育を受けた．就学を1年先に控え，両股・膝関節屈筋群解離延長術を施行，独歩できなかったが歩行器で通学，手術後4ヵ月で，自力で泳ぐことができた（図2-2，2-3，2-4）．今は40歳代だが，昨年水泳教室に通い，11月末に背泳ぎ，バタフライで25m泳げるようになったというすごい便りを受けた．

暁子さんは，かくて就学時までに脳の可塑性を活かした基本的な学習を進め，その後の成長のための基礎をつくりあげたものと思われる．

英語の学習に関しては，10歳の時父親からリンガフォンのテープをもらって聴き始め，その後NHKテレビ・ラジオ講座を聴き，中学2年生からYMCAの高校生クラスへ2～3年通った．

中学卒業後は2年間県立長崎西高等学校通信制別科生として語学を修学，同時に長崎外国語短大のフランス語と中国語会話を聴講生として2年間学んだことが，今の語学力の基礎づくりに役立ったようである．高校時代，筆者がご自宅に電話した際，受話器をとった暁子さんの流暢な日本語対応にびっくりしたことを思い出す．

1998年のパラリンピック長野大会では，暁子さんは県のボランティア語学研修（フランス語，フランス人による講習）を4年間受け，フランス語担当だったが，さまざまな国の選手が来るので，英語，中国語も使って案内役をつとめたとのこと（図2-5）．両親の療育方針は，社会リハに重きをおき，①生活力を高めることに徹し，②就学では統合教育を求め，③趣味は水泳，コーラスに励んだ．目標は社会参加である．

英語，フランス語，中国語の日常会話ができ，イタリア語もコーラスのイタリア歌曲がきっかけで28年前からNHKイタリア語講座で学び始めた．

2004年「長野県中国語スピーチコンテスト」で優勝，審査の先生から「発音が完璧」とほめられたそうである．

15年前に小沢征爾指揮で歌うオーディションに合格，「第九」や「カルメン」を歌ったことがあったが，ドイツ語はそれをきっかけにNHK講座を聴き始めた．暁子さんは靴をとなり町のドイツ人シューフィッターにオーダーした

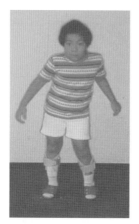

図2-2 ひとり立ち

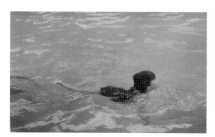

図2-3 初めての泳ぎ

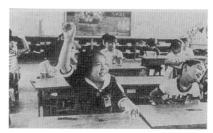

図2-4 学校生活

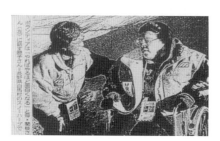

図2-5 パラリンピック会場で

が，靴屋さんへ行きドイツ語でとってもうれしそうに話すそうである．

　15歳からNHKテレビ・ラジオ講座を始めたフランス語が一番好きで，暁子さんの目下の夢は外国旅行だそうである．

　お母さんからのお手紙によると，ずっと「あれは何なのかな」と気になっていることがあるそうだ．

> 暁子はまだ1歳少し前だったと思います．抱っこして話しかけるとオウム返しに正確に復唱するのです．例えば「私は暁子よ」「お花咲いたネ」「いい天気だ」等々，表情も動かないし私に注目するわけでもないのですが，言葉だけが正確に返って来ました．頼りないのですが会話をしているようなかすかな喜びがあって，よく話しかけていました．それがいつ頃まで続いていたのかは覚えていません．暁（男の子）の方はそういうことはありませんでした．42年も前のことですが今だもって不思議だなと思っています．

と記されている．

筆者はこれこそ母親の愛情に応えた言語発達の原点だったのではないかと考えている．

暁子さんの成長ぶりは，多くの療育経験の中でもとりわけ目を見張らせるものがあった．食事のほか，排泄，入浴などADLは手すりの利用で今も自立できている．近況を伝えた暁子さんからのメールを以下に示す．

> 先生，今年初めてのメールを送ります．
>
> 私は今，母と2人で生活しています．普段は朝のコーヒーを2人分入れたり，ラジオ講座を聞いてます．週に2度交互のデイサービスで色塗りやポリオワクチンの普及を助ける為のボトルキャップの手伝いをしたり，夜間のコーラス・2ヵ月に1度の押し花の講座に通っています．
>
> 去年の11月まで土曜日に定期水泳教室にも通っていました．背泳ぎとバタフライはほぼ真っ直ぐに泳げますが，自由形は左右の水をかく力が違うせいでしょうか，上手くいきません．平泳ぎは最もきつい泳ぎで飲んでしまった事もありました．
>
> 毎年楽しみにしているのは秋に村の施設が企画する1泊2日の「希望の旅」です．これは村の福祉施設の職員の付き添いで障害者手帳を持っている人達と一緒に大型バスで行くもので，修学旅行より楽しいですよ．
>
> 18年前からは認知症予防の為に外出時に日記をつけています．前はワープロでしたが今はパソコンでやっています．それにダウンロードしたスケジュールソフトを使って予定を組んだり変更や印刷も自分でやっています．
>
> おととしの秋からは新しいデジタルカメラを購入しいろんな物をあれこれ撮影しています．説明書の文字が小さいので拡大版を使ってやり方を覚えています．そのやり方の手順は忘れないうちにメモに残していつでも読めるようにしておいています．今年は家族から写真の取り込みを教わりました．
>
> とこんな生活です．いろんな事をして積極的に外に出る事が一番ですね．
>
> また新しい事がありましたらお知らせします．
>
> 　　　　　　　　　　　　　　　　　　　　　河原　暁子
> 　　　　　　　　　　　　　　　　　　　　　2018年1月18日

この症例においても，脳の可塑性の講話にはじまる家庭療育，音楽療法，水泳療法および言語学習などが相乗的に好影響をおよぼし，持ち前の才能を発揮するチャンスを得たものと考察できた．

　このような可塑性は障害をもつ子どもの発達・成長に少なからず関与すると推測される．運動障害に対しては早期からの運動療法，スポーツ療法の重要性を強調しておきたい．

■ 第2章の文献

1) 塚原仲晃：脳の可塑性と記憶．紀伊國屋書店，1987．
2) 伊藤正男：小脳症状とその見方/伊藤正男・他（編）：小脳の神経学．pp142-154，医学書院，1986．
3) 寺山和雄・辻　陽雄（監修）：標準整形外科学　第7版．pp708-709，医学書院，1999．
4) 城台美弥子・他（編）：暁子は一年生－わたしなんでもやっちゃうもん．野草社，1981．
5) 穐山富太郎：脳性まひ・精神遅滞の予防と家庭療育．医歯薬出版，2001．
6) M. サイボルト：脳性麻痺の早期治療．総合リハビリテーション，2（2）：95-111，1974．

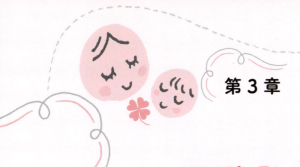

第3章

運動発達

　ヒトは二足歩行するために，地球の重力に抗した立ち直り反応・バランス反応を獲得し，起立保持や歩行運動が可能となった．健常児は1歳前後で難なく独歩できるようになるが，中枢神経障害を伴う脳性まひ児ではその重症度で相違はあれ，重力に抗した寝返り運動，四つ這い運動，歩行運動を獲得するには，重力に抗した姿勢反応の学習と筋力強化を欠かすことができない．

　脳動静脈奇形に伴う小脳出血後遺症のT氏（23歳，女）と交通事故によるびまん性軸索損傷のY氏（39歳，男）は運動失調歩行を呈し，陸上では平行棒内でゆっくりとした足どりで数歩しか独歩できないが，プールの中では15mの往復を独歩できる．水の浮力と抵抗（水圧）とにより立位バランスをとりやすくなると思われるが，重力の影響の大きさと抗重力姿勢制御の難しさを改めて知らされている．前者は発症後11年経過したが，3年前から監視下で独歩が可能となっている．

　脳性まひ児では，麻痺の強さに応じて筋力低下も伴うため，頸定ひとつとっても，頭部の立ち直り反応の学習と頭部の正常位保持のための筋力強化を欠かすことができない．

　2015年12月11日，油井亀美也氏が宇宙長期滞在から帰還直後に発した「地球の引力はすごい」「風が心地よい」という一言は非常に印象的であったが，脳性まひ児にとって，重力に抗した直立歩行は高度な運動機能である．

1 原始反射と姿勢反応の発達（Milaniのチャート）

　Milani[1, 2]は運動発達を反射・反応発達と対比して示しているが，筆者らは正常乳幼児の運動ならびに反射・反応発達に関するMilaniのチャートを臨床応用している．

　Milaniは機能的な運動能力と潜在する反射・反応構造との間の相関関係について述べ，起立（standing）（イタリア語で"funzione static"と述べてあるが，

23

英訳すると"anti-gravity control of the body axis"となり，これは具体的には頭のコントロール，お座り，起き上がりなどを意味している）というパラメータを選んでいる．起立というパラメータは限られた反応から構成され，しかも運動機能に関する本質的で有意義な要素であるから非常に適切なパラメータであると述べ，起立を構成する反応として，立ち直り反応(righting reactions)，パラシュート反応(parachute reactions)，傾斜反応(tilting reactions)の3つをあげ，それに加えて，もしも生後長期にわたり存在する時には上記の反応の発達を妨害するところの原始反射をもかかげ，そしてそれらのテストの方法を述べ，最後に，各項目間の相関関係について触れている．

チャートの上部に運動を，下部には原始反射，姿勢反応を記録するようになっていて，正常乳幼児の運動発達の標準を示している．チャートの太線は互いの抑制関係を，細線は促通関係を示す(図3-1, 表3-1)．

2 原始反射，緊張性迷路反射

健常児において，新生児期に強く存在する原始反射が，脳障害を有するものでは，生後2〜3週間はむしろ減弱または欠如しており，脳障害の程度により異なるが，その後は徐々に増強してきて，結果的に立ち直り反応，パラシュート反応，平衡反応の発達が妨害され，運動発達障害を生むことになる．

緊張性迷路反射(tonic labyrinthine reflex；TLR)は空間における頭の位置の変化によって全身の筋緊張変化をひきおこす．脳障害がある場合顕著となる．顔を上に向けた姿勢(背臥位)のとき，伸筋緊張は最大となり，屈筋緊張は最小となる．顔を下に向けた姿勢(腹臥位)では，屈筋緊張が最大になり，伸筋緊張は最小となる．側臥位では伸筋・屈筋緊張は中間域にあって，床側は伸筋優位，天井側は屈筋優位となる．緊張性迷路反射によるtotal patternは表3-2に示す通りであり，脳性まひ児ではしばしば典型的なパターンをとるが，なかには伸筋緊張あるいは屈筋緊張のいずれかがより強く，伸筋緊張亢進例では腹臥位において相対的な屈筋緊張の増加をきたすが，パターンとしてはtotal extension of the bodyを示すことがあり，屈筋緊張亢進例ではその逆のことがある．また軽症例においては，total patternは臥位においてあまり著明でないが運動時によりはっきりと認められる．健常児における運動は常に2つのtotal patternの中間域にあって，スムーズな運動が行われていて，運動の極期に瞬間的にほぼtotal patternに近いパターンを示すことが

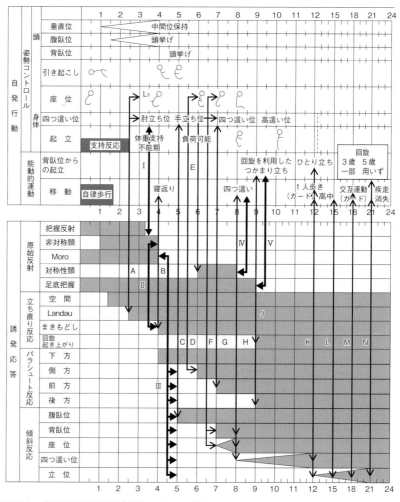

図 3-1 運動発達検査表(Milani チャート)
細線は促通関係を,太線は抑制関係を示す.各項目の網目は反射,反応の陽性を示す.
ATNR:非対称性緊張性頸反射,STNR:対称性緊張性頸反射

〔Milani et al, 1967[1]〕

ある.脳性まひ児では多少ともTLRによる2つのtotal patternを有し,しばしばその支配下において運動が行われている.たとえば,立位で下肢のtotal extensor patternを示すdiplegiaにおいて四つ這い運動時には下肢の肢位はtotal flexor patternを呈する.このように緊張性迷路反射の影響は脳性まひにおいて,しばしば大なり小なりみられ,原始反射の持続に加えて,正常な運動発達を妨害し,脳性まひ特有の異常姿勢を生ずることになる.

腹臥位における下肢蹴り運動に関して具体例をあげると,正常児において,生後2ヵ月まではほとんどがtotal patternの影響下にあり,3ヵ月ではtotal

表3-1 抑制・促通関係の説明

<table>
<tr><td rowspan="5">太線（抑制関係）</td><td>（Ⅰ）hand grasp reflex は腹臥位での前腕支えができる前になくなっていなければならない</td></tr>
<tr><td>（Ⅱ）derotative righting が可能になるには，ATNR が消失していなければならない</td></tr>
<tr><td>（Ⅲ）parachute および tilting reaction が可能になるには，上肢における Moro 反射が消失していなければならない</td></tr>
<tr><td>（Ⅳ）這うのが可能になるには，STNR が消失していなければならない</td></tr>
<tr><td>（Ⅴ）支え立てるようになるには，foot grasp が消失していなければならない．もしこれが残っていると，歩くのに障害となることがある</td></tr>
<tr><td rowspan="13">細線（促通関係）</td><td>（A）sagiltal righting reaction は屈筋群の作用をおさえて，伸展を促進させる</td></tr>
<tr><td>（B）derotative righting が体軸内での回転を起こさせる</td></tr>
<tr><td>（C）腹臥位での tilting reaction が肘をのばして手に荷重させるように働く</td></tr>
<tr><td>（D）両手で支えて座るには，側方への parachute reaction が必要である</td></tr>
<tr><td>（E）S. T. N. が伸筋共働作用をおさえて四つ這いを可能にする</td></tr>
<tr><td>（F）座るようになるには，背臥位と座位における tilting reaction が必要である</td></tr>
<tr><td>（G）四つ這い位になるには，前方への parachute reaction が必要である</td></tr>
<tr><td>（H）ハイハイ（四つ這い）ができるようになるには，座位でのバランスが十分にとれ，四つ這い位での tilting reaction が出現しなくてはならない</td></tr>
<tr><td>（J）体幹の回旋を伴ったつかまり立ちには，後方への parachute reaction が必要である</td></tr>
<tr><td>（K）歩行のためには，四つ這いでの tilting reaction が十分可能で，さらに立位での tilting reaction が出現しなくてはならない</td></tr>
<tr><td>（L）と（M）parachute reaction によって両手をあげてガードして歩く．立位における tilting reaction が発達するにつれて，手をあげなくても済むようになる</td></tr>
<tr><td>（N）走ることができるには，立位における tilting reaction が十分に発達しなければならない</td></tr>
</table>

表3-2 脳性まひにおける TLR の影響

	背臥位における全体的伸展パターン	腹臥位における全体的屈曲パターン
肩関節	後方牽引，屈曲，外転，外旋	前方突出，伸展，内転，内旋
肘関節	屈曲（稀に伸展）	伸展（稀に屈曲）
手関節	背屈，橈側偏倚	掌屈，尺側偏倚
手指	伸展（または屈曲）	屈曲（または伸展）
股関節	伸展，内転，内旋	屈曲，外転，外旋
膝関節	伸展	屈曲
足関節	底屈，内旋	背屈，外旋
趾	屈曲	伸展

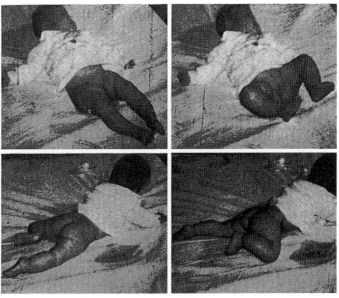

図3-2　両麻痺型脳性まひ(K.T.例：6ヵ月)

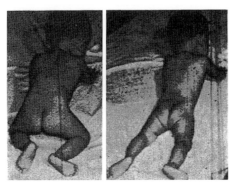

図3-3　両麻痺型脳性まひ(U.H.例：12ヵ月半)

pattern下の運動と分節的運動とが相半ばしてみられ，4ヵ月になると分節的な足関節の底背屈運動が盛んにみられるようになる．そして5ヵ月になるとtotal pattern下の自発運動はそのかげをひそめてしまう．しかし，脳性まひ児においては4ヵ月以後もTLRによる2つのtotal patternを有し，腹臥位における蹴り運動はいつまでも，その支配下に行われていることがしばしばである[3]（図3-2，3-3）．

K.T.例は3歳，U.H.例は6歳でそれぞれ独歩できた．

3 立ち直り反応

　直立姿勢の成就にとって立ち直り反応の重要性がよく知られているが，Bobath[4]によると立ち直り反応には次の5つが存在する．

①頭部に働く迷路性立ち直り反応(The labyrinthine righting reaction on the head)

②頭部に働く体幹性立ち直り反応(The body righting reaction acting on the head)

③頸性立ち直り反応(The neck righting reaction)

　子どもが背臥位にあるとき，一側へ頭をねじると，それによって頸筋の中の固有受容器が刺激されて反応がおこり，体幹も同じ方向へ回転して，頭と同一線上に並ぶようになる．この際，頸部を軽度前屈位としてテストすると反応が誘発されやすい．通常，頸性立ち直り反応は体幹がひと固まりとなっての回転を意味し，生後2～3ヵ月までみられ，そして，ひと固まりでの回転運動は体幹に働く体幹性立ち直り反応の発達による体軸内のrotationにより徐々に破壊され4ヵ月で寝返りが可能となり(body derotative)，9ヵ月で起き上がることが可能となる(body rotative)．

④体幹に働く体幹性立ち直り反応(The body righting reaction acting on the body)

⑤視性立ち直り反応(The optical righting reaction)

　実際の運動評価において，立ち直り反応が起こるのにどの感覚器官が関与しているかを決定するのは特に困難であるので，Milani[1]は単純な述語で次の4つをかかげている．

(A) head in space (labyrinthine righting reaction)

　空間における頭部の立ち直りを意味し，腹臥位における頭の持ち上げ，あるいは両手で体幹を垂直位に保持した子どもを前方，後方および左右の側方へゆっくりと傾けたときの頭の立ち直りを観察する．後者のテストにおいて前方または側方，後方へ傾けるとき，新生児において頭の立ち直りは，まだ非常に弱いが，生後1ヵ月の間に頭を立ち直らせる試みは次第に活発となり，生後4ヵ月頃には頸定はしっかりしてくる．

(B) body in sagittal plane (Landau reaction)

　子どもを腹臥位にして上腹部を支えて宙吊りにするとき，頭，体幹，下肢を伸展する（Landau反応の第1相）．Landau反応は頭部立ち直り反応と脊柱および下肢の伸展が結合したもので[4]，子どもを腹臥位で持ち上げるとき，顔が垂直位になるように頭が立ち直り，子どもの体全体が後方に弓なりになるような，脊柱と下肢の伸展が起こる．生後4ヵ月頃ではLandau反応はまだ強くなく，伸展は脊柱と臀部までしかおよばないが，生後6ヵ月になると下肢も伸展するようになる．次に伸展位にある子どもの頭を下方へ他動的に屈曲させるとき，伸展緊張は減弱し，子どもはジャックナイフのように折れまがる（Landau反応の第2相）．このsagittal trunk rightingは対称性緊張性頸反射によって壊されることにより四つ這い位をとることが可能になるといわれる．

(C) body derotative (body righting reaction acting on the body)，体幹の回旋巻き戻し立ち直り反応

　体軸に沿って回転させるとき，ねじれを戻そうとする反応で，この反応は施された回転を解くという意味でderotativeである．2～3ヵ月頃までは頭の回転にひきつづいて体幹全体の同時回転がみられるが，4ヵ月以後になると，最初に頭を回転させ，つづいて肩甲帯が，最後に骨盤帯が体軸のまわりで，なめらかに回転するようになり，寝返り動作が可能となる．

(D) body rotative (body righting reaction on the body)，体幹の回旋起き上がり立ち直り反応

　生後9ヵ月以後になった定型発達の子どもが背臥位におかれたとき，立ち上がることを可能にするところの一連の反応をいう．起き上がる方法において，体軸のまわりの回旋は重要な特徴である．立ち上がる動作において，肩甲帯と骨盤帯間の回旋を保ったまま運動は遂行され，つかまり立ちが可能となる．

　この運動過程で，平衡反応とすべての立ち直り反応が関与するが，この段階で，体幹に働く体幹性立ち直り反応は充分発達している．

　回旋起き上がり反応が身につくと，立ち直り反応はほぼ成就したことになり，児を背臥位においたとき，それが不快でもあるかのように，すぐさま立ち上がり，直立姿勢をとろうとする．

　立ち直り反応の客観的評価法としては，これらのほかにも側方への体幹傾

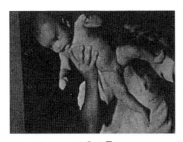
a：3ヵ月

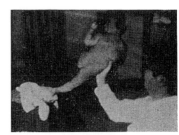
図3-5　左片麻痺型 6 ヵ月

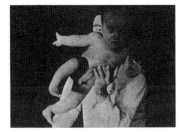
b：6ヵ月

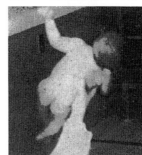

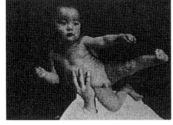
c：9ヵ月

図3-4　oblique suspension

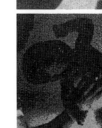

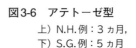

図3-6　アテトーゼ型
　　　上）N.H.例：3ヵ月，
　　　下）S.G.例：5ヵ月

斜支持反応（oblique support reaction）がある．

　体幹傾斜支持反応は，平手を一側の体幹胸腹部に当て，体幹を側方へ約45°傾けたときの頭部，体幹，四肢の反応を観察する．健常児では新生児期からATNR姿勢が誘発されることが多く（ATNR姿勢の誘発は支持手による圧反射に基づくものと解される），まったくの従重力姿勢を示すことなくある程度の姿勢緊張を呈するが，頭部と体幹は傾斜線上近くまでまだ立ち直らない．3～4ヵ月になるとまだ多くはATNR姿勢を伴うが，頭部と体幹は傾斜線上まで立ち直る．

　5～6ヵ月ではATNR姿勢を必ずしも随伴しなくなり，頭部と体幹は傾斜線上から垂直位近くまで立ち直る．6～9ヵ月では天井側上下肢の外転を伴って，頭部と体幹は十分立ち直り，この段階で外転した上下肢がバランス反応

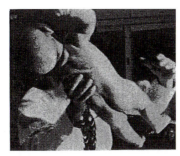
図3-7 両麻痺型：4ヵ月

をリードしている姿を伺うことができる．図3-4a，b，cは同一正常児の生後3ヵ月および6ヵ月，9ヵ月時の体幹傾斜支持反応を示す[5]．左右両側の支持反応が観察できる．

脳性まひ児の体幹傾斜支持反応は病型に特徴的な病的姿勢緊張を呈する．図3-5は左片麻痺型脳性まひ（6ヵ月）で患側上下肢の外転運動が乏しい[5]．

図3-6はアテトーゼ型脳性まひで上（3ヵ月）はshoulder retraction（後方牽引）を呈し，下（5ヵ月）はATNRを伴った病的な姿勢緊張を呈する[3]．

図3-7は両麻痺型脳性まひ（4ヵ月）で，両上肢にtotal flexionを伴い，体幹，両下肢はtotal extension patternを呈している[3]．

4 パラシュート反応

直立した体幹を突然動かす時に起こる四肢の保護伸展反応をパラシュート反応といい，下肢の下方パラシュート反応と上肢の前方，側方および後方パラシュート反応がある．上肢のパラシュート反応は座位において，子どもが体幹のバランス反応を獲得するのに助けとなる．それは，①腕，手，指の伸展，②支えた腕と手に体重をかけること，のtwo-phaseからなる．

body movement downwards（下方パラシュート）

子どもは腋窩の下方で垂直に保持され，急速に下されるとき，両下肢の伸展，外転，外旋がみられる．この際，足部が床につく以前にとめて，反応を観察する．

body movement sideways（側方パラシュート）

座位におかれた子どもの一方の肩を，バランスを崩すほどの充分な力で押すとき，肘，手，指の伸展を伴った対側上肢の外転がおこる．

body movement forwards（前方パラシュート）

垂直位に保持された子どもが診察台へ向けて前方へ傾けられるとき，肘，手，指の伸展を伴って，両上肢を前方へ突き出す．

body movement backwards（後方パラシュート）

座位におかれた子どもが後方へ押されるとき，その完全な反応は両上肢の後方伸展である．しかしよりしばしば体幹の回旋が起こり，その反応は一方の上肢にのみみられる．後方パラシュート反応は柔道の受け身の運動パターンに類似するが，回旋起き上がり（立ち直り反応）と同時期に出現する．

後方パラシュート出現時期に児を立位に保持して体幹を後方へ押し，足関節背屈運動を誘発できれば，定型発達の9ヵ月児の正常運動発達指標として臨床面で役立つ．

5 傾斜反応（バランス反応）

平衡反応は固有感覚（迷路，深部感覚）が刺激されることによって引き出されるもので，重心または支持面の変化が常にこの反応への刺激となる．

平衡反応のテスト法にはいろいろあるが，Milani[1]は子どもをテーブルの上にのせ，腹臥位，背臥位，座位，四つ這い位および立位で，テーブルを緩徐に側方へ傾けることによって平衡反応を観察した．この傾斜に対する反応（傾斜反応）として頭，体幹，四肢の動きがみられるが，パラシュート反応と傾斜反応とを区別することが困難なため，Milaniは四肢の反応を無視し，脊柱の弯曲で傾斜反応を観察した．すなわち，テストに際し，テーブルが持ち上げられた側（テーブルの上側）に凹面を持つ脊柱の弯曲を生ずる（図3-8）．

これらの反射，反応の評価に際しては，1つの標準化された検査方法にもとづいた経時的なテストにより，はじめて，客観的な評価が可能となる．たとえば足底把握反射（foot grasp）は2～3歳になっても誘発されることができるが，Milaniの標準化された方法では，子どもを支えて床に立たせ，そのときの足底刺激によって評価する．生後9ヵ月以降に消失する．

Milaniのチャートに関する詳細な検査方法ならびに各反射，反応と運動能力との間の相関関係については原著[1]を参照していただきたい．

運動と反射・反応との促通・抑制関係について補足説明を加えると，非対称性緊張性頸反射（asymmetrical tonic neck reflexes；ATNR）は体幹の回旋巻き戻し立ち直り反応（body derotative righting reaction）の発達を抑制し，寝返り運動の発達を阻害する．ATNRが身についてしまうと，ATNRは頭部の回旋運動と四肢の動きが連動するため，食べものを口へ運ぶ動作を困難

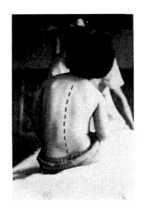

図3-8 傾斜反応：座位
2歳6ヵ月，正常女児

にする．

　反面，体幹の回旋巻き戻し立ち直り反応の発達は寝返り運動を可能にし，体幹の回旋起き上がり立ち直り反応（body rotative righting reaction）は体幹の回旋を伴うつかまり立ちを可能にする．

　また，刺激に過敏な脳性まひ児において不用意なとりあつかいや刺激はMoro反射を頻発させることになる．同反射は延髄レベルの緊張性姿勢反射や脊髄反射に基づく異常運動パターンとの結びつきを強め，より上位中枢支配の姿勢反応の発達を抑制する．Moro反射が強く残存し，身についてしまうと，保護伸展反応やバランス反応の獲得が困難で，それらの獲得には時間と労力が求められる．ひいては両手動作を困難にし，巧緻運動の発達を阻害する．

　脳性まひ児の症状増悪を予防するには，新生児期からの運動発達促進とMoro反射，ATNRなど原始反射や緊張性姿勢反射の抑制が必要で，NICUから始まるディベロップメンタルケア[6,7]が重要である．未熟児を含めたハイリスク児は，刺激受容能力が低く，不用意なちょっとした刺激により過剰反応を呈し，Moro反射やATNRが誘発される．新生児集中治療室の雑音や照明など環境整備に加えて，新生児のポジショニングやハンドリングなど適切な新生児対応が欠かせない．

　一般的に，不適切な環境において，下位中枢に支配される短絡神経回路が強化される可能性がある．このことは運動機能面に限らないようである．Als[8]は，「新生児と環境の不適合は，介在シナプスを通し，発達のゆがみと組織化の混乱を容易に引き起こす．このことから，衝動性，注意欠陥または自閉症を伴った子どもが低出生体重児において多く発生しても驚くことはな

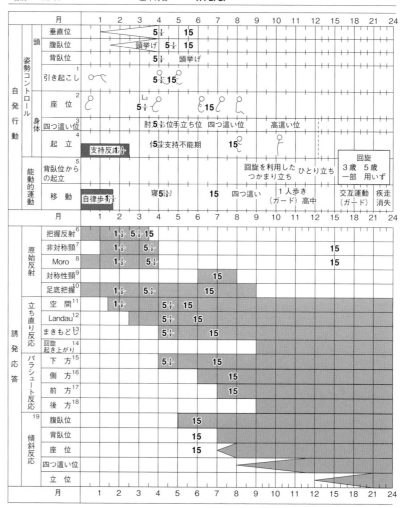

図3-9　K. Y. アテトーゼ型脳性まひ

〔Milani et al, 1967[1]〕

い」と述べている．ハイリスク新生児や障害児に対するケアにおいて，過剰刺激を避け，安定行動を強化するアプローチが求められる．

　以下Milaniチャートの具体的な使用方法を四肢麻痺と両麻痺の2例について示す．チャートへの記載は生活年齢でなされ，1枚のチャートが繰り返し使用される．たとえば5½は生後5ヵ月半であることを，15は1年3ヵ月であることを示す．

　正常児では運動発達は生活年齢にほぼ一致して縦の線が保持されるが，知

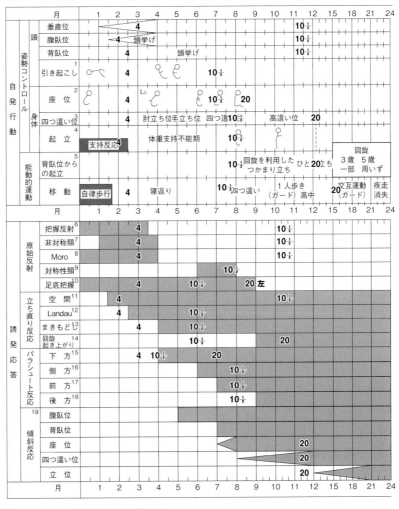

図3-10 S.U. 両麻痺型脳性まひ

〔Milani et al, 1967[1)]〕

能障害を伴った運動発達遅延児では一様に左側へ偏位し，脳性まひ児では通常幅広いちらばりがみられる．

　図3-9は四肢麻痺（アテトーゼ型）を示し，分娩時より脳障害が疑われたもので，1歳3ヵ月時の運動年齢は5～8ヵ月を示すがhand graspとfoot graspがまだ残っている．

　この把握反射は単なる運動発達遅延だけでなく重篤な脳障害が存在することを示すところの緊張性迷路反射の影響によるものである．

　図3-10は仮死と重症黄疸の既往を持つ両麻痺で，1歳8ヵ月時の運動年齢

は12ヵ月ないし15ヵ月にあるが，foot graspの存在，downwards parachuteの発達遅延，下肢におけるtotal patternの存在およびbody rotativeの発達遅延などから，早期に両麻痺が疑われた症例である．新生児時期における原始反射の減弱，その他の所見についてはチャートの裏面にメモするようにしている．

6 抗重力筋

(A) 抗重力筋と立ち直り反応

ヒトでは直立姿勢をとるための抗重力筋が進化し，立ち直り反応が発達した．時実ら[9]はヒトの主要な抗重力筋を図示しているが，単関節筋が主要な筋となっていて，横走筋，斜走筋，深層筋も含まれる(図3-11)．

抗重力筋の存在は母趾から頭部にわたっている．下肢では母趾外転筋，長母趾屈筋，ヒラメ筋，腓腹筋，殿筋など，体幹では脊柱起立筋(仙棘筋)，頭板状筋，腹筋，僧帽筋など，上肢では三角筋，棘上筋，頭部では咬筋，側頭筋などが含まれる．

抗重力筋の発達は立ち直り反応，パラシュート反応，バランス反応の他，手指巧緻動作，口腔機能の発達に強く関与する．

胎児は胎動として，さかんに蹴り運動をしている．出生時にはFetal propulsion(推進運動反射)として，両足で子宮底を蹴り上げて頭部を子宮口へ押し進め，母親と共同作業を演じるといわれる．出生後は起立反射，歩行反射，匍匐反射など原始反射として観察できる．

新生児行動評価(neonatal behavioral assessment scale；NBAS)において新生児を腹臥位におくと，匍匐反射として標準発達では協調した匍匐動作があり，顔を自由(顎の持ち上げ)にすることができる．よく観察すると，起立反射の他に母趾外転筋，長母趾屈筋，下腿三頭筋などの収縮を伴った蹴り運動がみられ，二足歩行のための抗重力筋がすでに働きだしている(図3-12a, b)．

head controlなど立ち直り反応の発達には迷路性立ち直り反応，視覚性立ち直り反応の他に身体性立ち直り反応が強く関与していて，頭部に働く体幹性立ち直り反応，体幹に働く体幹性立ち直り反応の促通が特に重要となる．

寝返り運動，座位など抗重力姿勢をとらせることで運動発達が促進される．抗重力姿勢の保持には立ち直り反応の発達に加えて，抗重力筋の筋力増強が欠かせない．head controlの獲得に困難を伴う重症児でも，立ち直り反応の

	筋　名	働き方の強度
下肢および下肢帯筋	母趾外転筋	++
	小趾外転筋	±
	長母趾屈筋	+
	長趾屈筋	+
	後脛骨筋	+
	ヒラメ筋	+++
	腓腹筋　内側頭	++
	外側頭	+
	大腿二頭筋	±
	大殿筋	+
	中殿筋	+
背部・胸部・腹部の筋	脊柱起立筋(仙棘筋)	+++
	僧帽筋　下行部	+
	横部	+
	菱形筋	±
	頭半棘筋	++
	頭板状筋	+
	外腹斜筋	+
	内腹斜筋	+
	腹横筋	+
上肢および上肢帯筋	三角筋(棘部)	+
	棘上筋	+
頭部，頸部の筋	咬筋	++
	側頭筋	+

図3-11　抗重力筋とその働き方の強さ

〔時実利彦・他，1954[9)]〕

　発達促進とともに筋力強化のため，寝返り，四つ這い，座位保持など体幹筋トレーニングが重要となる．

　立ち直り反応の中でも回旋起き上がり反応(body rotative)は最も高度な立ち直り反応で，同反応の出現は骨盤帯と肩甲帯間の回旋を維持したままでの運動遂行を可能とし，体幹の回旋を保持しながらつかまり立ち動作ができるようになる．すなわち，body rotativeが十分発達した1歳時では，臥位から

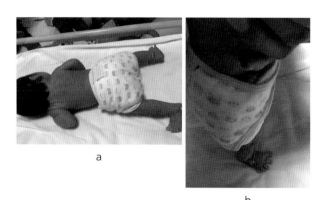

図3-12 蹴り運動と起立反射(生後3日目正常児)

つかまり立ちまでのスムーズな一連の立ち上がり動作が容易となる．

　head controlが不十分で，座位やつかまり立ちが困難な重度な脳性まひ児においても，体幹性立ち直り反応強化の目的で，四つ這い位からの横座り，横座りからの四つ這い位運動を奨励している．ライオンがよくする運動動作でもあることからライオン座り運動と称している．

　この立ち直り反応は，生理学的にはBobathのいう頭部に働く体幹性立ち直り反応，体幹に働く体幹性立ち直り反応に当たる．

　筆者は1976年の秋，スイスのベルン大学でKöng E & Quinton MによるCourse on Early ND Treatment of Cerebral Motor Disturbances(Baby Course)を受講する機会を得た．そのコースで強く印象づけられたのは，早期運動療法において，頭部に働く迷路性立ち直り反応のほかに，頭部や体幹に働く体幹性立ち直り反応の意義の強調であった．

　たとえば，痙縮を伴う両麻痺型脳性まひ児が，首がすわったり，座位まで起き上がったり，立ち上がったりできるようになるには，立ち直り反応の効率のよい学習方法が重要である．効率のよい学習方法は，麻痺の程度が軽い頭部の立ち直り反応，肩甲帯と骨盤帯間の回旋運動(分離運動，dissociation)を伴う体幹性立ち直り反応を促通し，それらの運動学習体験をくりかえし実施することである．痙縮の強い両下肢にいきなりアプローチすることを戒められた．

　上肢および上肢帯の抗重力筋は三角筋，棘上筋などで肩関節挙上運動と挙上位保持機能に関与する．肩関節を90°以上の外転，挙上位に保持できることで，高度な上肢手指機能が発揮でき易くなる．運動療法としては，はいはい運動，四つ這い運動，手押し車，三輪車乗りなど早期から実施することが大切である．

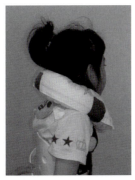

図3-13 頭部立ち直り反応補助装置

　一方，緊張性反射(緊張性頸反射，緊張性迷路反射など)に基づく病的な過緊張は肩関節や肩甲帯の動きを抑制し，拘縮をもたらすためストレッチ運動も欠かせない．肩関節，肩甲帯のストレッチ運動は呼吸運動の補助にもなる．
　立位保持困難な重症の脳性まひ児では2歳以後，胸椎装具付両長下肢装具着用下に立位をとらせ，体幹，両下肢の抗重力筋刺激とともに，上肢機能，head controlの強化につとめている．頸部筋筋力強化には適切なhead control補助装置が必要である．図3-13は自遊自在針金®を利用したものである．
　頭，頸部の抗重力筋として，咬筋，側頭筋などがある．両筋とも下顎の挙上筋で，舌運動とともに嚥下運動，咀嚼運動および発語機能に強く関与する．口腔機能，言語機能強化のためにも立ち直り反応および抗重力筋強化を図らなければならない．
　抗重力機能獲得を目的とした運動療法は，①姿勢反応の獲得，②抗重力筋の強化，③感覚-運動学習体験の機会を増やすことにある．
　抗重力筋強化には，抗重力姿勢をとりやすくするための生活環境が重要である．早期から抱きかかえ，座位，立位など抗重力姿勢をとらせるようにする．抗重力姿勢は心肺機能の強化，骨粗鬆症の予防にもつながる．

(B) 抗重力筋とバランス反応

　バランス反応には，迷路(前庭三半規管)，深部感覚(筋，腱，関節，靭帯など)が関与するが，立ち直り反応同様，抗重力筋の発達がその基盤となる．Milaniは傾斜反応(tilting reactions)として評価している．
　Milaniチャートにおいて傾斜反応は，腹臥位5ヵ月，背臥位7ヵ月，座位7ヵ月，四つ這い位8ヵ月，立位12ヵ月に出現しはじめる．
　私たちはつかまり立ち，ひとり立ちが可能となった脳性まひ児に対して，

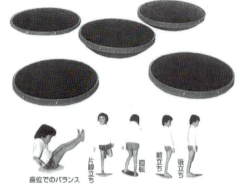

バランスボードN型 パシフィックサプライ（株）

高さが違う数種類のバランスボードN型があり、それぞれの症状に応じていろいろな訓練が行えます。
両脚立ち、片脚立ち、前立ち、後立ち、側方立ち、回転、飛び乗り、腹臥位でのバランス、座位でのバランスなどの運動ができます。

図3-14 バランスボード

表3-3 バランスボードの種類

	直径	高さ	曲率半径	重量
I	30cm	1.5cm	75.75cm	1,500g
II	30cm	3cm	39.00cm	1,800g
III	30cm	4cm	30.13cm	2,100g
IV	30cm	5.5cm	23.20cm	2,500g
V	30cm	7cm	19.57cm	2,700g

N型バランスボードを利用したバランス評価，運動療法を実施している．

バランス反応には静的バランス反応と動的バランス反応があるが，N型バランスボードを用いた静的バランス反応評価を重視している．静的バランス反応には運動機能の他に精神的な集中力が関与するため，集中力評価および強化にも役立つ．実際には小学生用バレーボールを用いて，バランスボード上でのボール遊びを実施している．

（C）N型バランスボード

N型バランスボードは立位バランス評価および訓練用具として1983年に稲山らにより開発され[10]，パシフィックサプライ（株）から発売されている．5段階のバランスボード（図3-14，表3-3）からなり，高さごとに難易度が異なる．

バランスボードをアクリル製絨毯の上に置き，2歳から6歳までの195名を対象に，各段階別にバランス能力をテストした．バランステストは両脚立ち，片脚立ち，前立ち，後立ち，側方立ち，回転，跳び下り，跳び乗りの項目について行った．各テスト項目のうち最も困難なテストは片脚立ちであった．

片脚立ちの予備テストを通して，2歳児1.5cm，3歳児3cm，4歳児4cm，5歳児5.5cm，6歳児7cmという一応の基準をつくり，全項目についてテスト

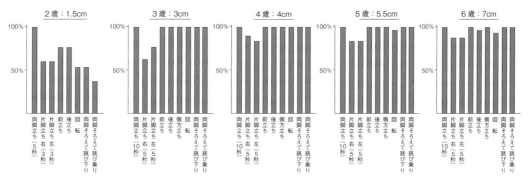

図3-15 全項目にわたるテストの結果

した（図3-15）．

2歳児を除くと，それぞれの基準に対し，片脚立ち以外はほぼ100％可能であり，片脚立ちも60％から90％可能であった．過小評価になりかねないが，少なくともこれらの基準に達しないものは，バランス反応不良と判定できる．

臨床応用としては傾斜反応（バランス反応）の獲得困難な脳性まひ児や，知的障害児，発達障害児に対してもバランスボードを利用した運動療法を行っている．静的バランス反応の学習には抗重力的な stabilizing function（姿勢保持機能）がその基礎として強化されなければならない．

N型バランスボードは立位バランス評価，訓練のほか，腹臥位および座位バランスの評価，訓練にも有用である．

第3章の文献

1) Milani-Comparetti A, Gidoni EA：Routine developmental examination in normal and retarded children. *Dev Med Child Neurol*, **9**(5): 631-638, 1967.
2) Milani-Comparetti A, Gidoni EA：Pattern analysis of motor development and its disorders, *Dev Med Child Neurol*, **9**(5): 625-630, 1967.
3) 穐山富太郎：正常児，脳性麻痺児の運動発達－Risiko－babyの発達経過から / 津山直一（監修）：脳性麻痺研究Ⅰ．pp118-143, 協同医書出版, 1977.
4) Bobath B：Abnormal Postural Reflex Activity Caused by Brain Lesions. *Br J Occup Ther*, **28**(6), 1965.
5) 穐山富太郎：姿勢反応および行動の発達推移 / 津山直一（監修）：脳性麻痺研究Ⅲ．pp163-182, 協同医書出版, 1980.
6) 大城昌平・木原秀樹（編）：新生児理学療法．メディカルプレス, 2008.
7) 日本ディベロップメンタルケア研究会（編）：標準ディベロップメンタルケア．メディカ出版, 2014.
8) Als, H：A synactive model of neonatal behavioral organization：Framework for the assessment of neurobehavioral development in the premature infant and for support of infants and parents in the neonatal intensive care environment. *Physical and Occupational Therapy in Pediatrics*, **6**(3-4): 3-53, 1986.
9) 時実利彦・津山直一：筋電図の臨床．協同医書出版, 1954.
10) 西野美貴子・他：バランスボードによる正常児のバランス反応評価とその臨床応用．整形外科と災害外科, **31**(3): 583-587, 1983.

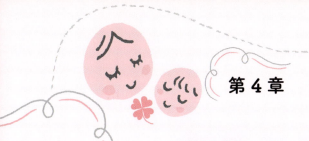

第4章

脳性まひ病型の特徴と運動発達

1 脳性まひの特徴

　脳性まひは脳障害のひろがり，部位の如何によりその臨床症状は多様にわたる．また，生活環境の影響も受けて，加齢とともに症状に変化，増悪をみることがある．重症例では頭部のコントロールやコミュニケーション困難などのため生活は困難を極める．一方，軽症の脳性まひでは，通常，痙縮，不随意運動，運動失調，緊張性姿勢反射などは目立たないが，人前など精神的緊張で症状が顕現化する．それだけに本人の悩みは大きいものがある．

　脳性まひの重症度や病型により相違があるとはいえ，生後2～3週間減弱ないし欠如していた原始反射が出現し，新生児諸行動が回復してくる．しかし，頭部や体幹の立ち直り反応の発達は遅滞し，緊張性姿勢反射[1]とくに緊張性迷路反射や非対称性緊張性頸反射の影響を受けて，自発運動は定型的な全体的伸展・屈曲パターンに支配され，選択的運動パターンの発達が抑制される．この緊張性迷路反射は，空間における頭の位置の変化によって引き起こされ，背臥位では伸筋の緊張が屈筋の緊張に対して相対的に強くなり，腹臥位では逆に屈筋の緊張が相対的に強くなり，側臥位や座位ではその中間の筋緊張が生じる．非対称性緊張性頸反射において，頭部の動きに伴う頸部筋の緊張亢進は全身に非対称的な姿勢緊張をもたらす．

　脳動静脈奇形に伴う脳幹部の頭蓋内出血をきたした大学生が発症10日目に原因不明の発熱があるという理由でリハビリテーション科外来へ紹介されてきた．往診すると，背臥位に寝かされていて，後弓反張を伴った伸展姿勢で洗濯板のようになっていた．全身の過緊張と高熱に苦しみ，4時間おきの解熱剤で凌いでいた．側臥位，半側臥位，座位など時間おきに体位を変換することで後弓反張が和らぎ，発熱もしなくなった．全身の過剰な筋収縮による産熱と体温調節障害が主な原因だったと思われた．筋緊張に及ぼす姿勢の影響の大きさを改めて知らされた．紹介状では「意識障害あり」となっていた

が，1ヵ月後に当時のことを尋ねると一部始終わかっていた．

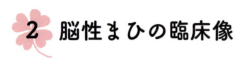 脳性まひの臨床像

(A) 痙直型脳性まひ

Landauによる総説[2]では，痙縮に特有の徴候として，①敏捷性の低下，②筋力の損失，③腱反射の亢進，④遅い筋伸張に対する抵抗の増大，⑤屈曲反射の亢進が示されている（**表4-1**）．この中では特に敏捷性の低下，すなわち動作緩慢を強調しておきたい．痙性の軽度な脳性まひ児は比較的敏捷であるが，中等度以上の脳性まひでは緩慢な動作が大きな特徴である．

脳性まひ児では，痙縮のほかに筋緊張の亢進に起因する独特の姿勢緊張がみられる．このような姿勢をもたらす緊張性姿勢反射活動としては，緊張性迷路反射や緊張性頸反射，連合反応，陽性および陰性支持反応が挙げられる[1]（**表4-2**）．

臨床的に痙直型脳性まひを特長づけるものは痙縮（spasticity）と固縮（rigidity）の混在[8,9]である．高橋[3]は「脳病変からいえば大脳皮質から白質，脳脚を経て脳幹部，さらに脊髄に到る下行性経路の障害が基本とみなされる．脊髄の変化はかなりの頻度に発生するものと考えられ，下行性経路の著明な萎縮が指摘されており，前角細胞に変化が及ぶことすらある[4]」と述べている．

穐山ら[5,6]の痙性麻痺下肢筋の筋緊張亢進状態に関する，伸張反射による筋電図学的研究結果からも，①主に緊張性反応相を示すもの（tonic型），②主に相動性反応相を示すもの（phasic型），③相動性要素と緊張性要素とが混在するもの（rigospastic型）に分けることができた（**図4-1**）．

また同一症例でも，個々の筋で相違がみられ，脳性まひ，成人片麻痺，脊髄損傷の下肢筋において，股内転筋，内側ハムストリングでtonic型を示す例が多く，下腿三頭筋ではtonic型，phasic型，混合型など相半ばした．

本来spasticと考えられる脊髄損傷においても，個々の筋により筋緊張亢進状態が異なり，特に股内転筋にrigospastic，下腿三頭筋にspasticな状態を示すものが多いことは，脊髄内機序での痙縮の発生に，中枢的要因のほかに末梢的要因も強く影響することが考えられる．脳性まひでは，発達過程での抗重力筋の働きと姿勢反応の発達度合いが脊髄反射にも影響を及ぼすものと推測できる．

痙直型脳性まひにおける異常姿勢緊張の1例をあげると，痙直型両麻痺の歩行は鋏状歩行で代表される．立位姿勢をとるとき，足関節底屈を伴った陽

表4-1 痙性の徴候

1. 敏捷性の低下（decreased dexterity）
2. 筋力の損失（loss of strength）
3. 腱反射の亢進（increased tendon jerks）
4. 遅い筋伸張に対する抵抗の増大（increased resistance to slower passive muscle stretch）
5. 屈曲反射の亢進（flexor spasms）

〔Landau, 1980[2]〕

表4-2 緊張性姿勢反射

① 緊張性迷路反射
② 緊張性頸反射
　ⓐ 非対称性緊張性頸反射
　ⓑ 対称性緊張性頸反射
③ 連合反応
④ 陽性および陰性支持反応

〔Bobath, 1969[1]〕

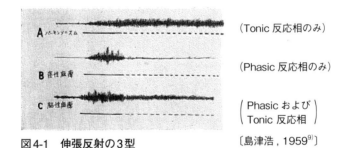

図4-1 伸張反射の3型　　〔島津浩, 1959[9]〕

　性支持反応に基づく病的な同時収縮※が起こり，下半身を中心に全身的に伸展緊張の亢進をもたらす．足底の接地面は小さく，前足部での床に対する圧は体全体を後方へ倒す結果を招くが，随意的コントロールが効く上半身（頭部と体幹）を前屈して体全体に屈曲要素をとり入れることにより立位バランスをとることが可能となる．このような伸展，屈曲要素の結合が典型的な鋏状姿勢をもたらす[7, 8]．

　さらに，陽性支持反応の亢進は下腿屈筋群（前脛骨筋，腓骨筋，趾伸筋）に比して下腿伸筋群（下腿三頭筋，後脛骨筋，趾屈筋）の相対的な痙性の増強をもたらす．その結果，後者から前者に対して緊張性相反性抑制がかかり，尖足内反をますます増強させることになる．一方，陰性支持反応の増強は下肢

※正常な同時収縮では働筋，拮抗筋が数 msec 単位の相反性同時収縮により姿勢保持を保っている．病的な同時収縮は相反性ではなく，痙直性同時収縮であって，働筋と拮抗筋が同期して働く．

屈曲拘縮をもたらす．

　一般的に脊髄反射レベルでの相反神経作用の障害として主動筋と拮抗筋の病的な同時収縮や，痙直性の強い拮抗筋からの過剰な緊張性相反性抑制による主動筋の機能不全がみられる．これらの反射に緊張性姿勢反応が加わって，関節拘縮や変形をもたらす．さらに，長時間の臥位，座位など不動の姿勢は拘縮や変形を増悪させる．

　痙直型脳性まひのもうひとつの特徴は，連合反応（ある随意的な運動により，直接その運動に関与してない罹患部位に痙直性の増強が生ずる．とくに努力を要したときや精神的緊張によりその強さを増す）が出現しやすいことである．たとえば，片麻痺型脳性まひにおいて歩行獲得，上肢巧緻運動の活発化につれて連合反応が増強し，患側上下肢，体幹の異常姿勢，異常運動パターンは固定化してくる（図4-2）．また，痙直型両麻痺において座位で長時間の手作業を継続すると両上肢の使用と精神活動により下肢に痙縮の増強をきたし，下肢機能障害の増悪をまねく．あるいは松葉杖歩行していた人が変形増強のため歩行できにくくなることがあるが，一定の時間おきに休憩をとり立位姿勢をとることでその進行を予防できる．

(B) アテトーゼ型脳性まひ

　アテトーゼ型脳性まひの特徴は不随意運動で錐体外路系障害が関与することである．筋緊張は低緊張から過緊張へ，過緊張から低緊張へと移り変わり，それらが不随意運動として現れる．随意的努力や精神的緊張によりその強さを増す．不随意運動の発現は顔面，上肢に顕著であり，世間一般には奇異な外観のために精神機能まで障害があるのではないかと思われがちだが，アテトーゼ型脳性まひはむしろ頭脳明晰で，知的能力が高い人が多い．かれらは日常生活諸動作の不自由や構音障害を伴うが，ヘルパー利用による多くの自立生活者がいる．意思伝達はコンピュータ使用により解決できる人も多い．手が使えないときは，足趾で操作する人もいる．

　しかし，不随意運動や過筋緊張に伴う痛みが生活障害の原因となるので，適切な対症療法が必要である．とくに，痛みをもたらす二次障害の予防が課題である．

　アテトーゼ型脳性まひは，また，脊髄反射レベルでの相反性抑制過剰により，主動筋，拮抗筋間の正常な同時収縮機能が乏しいため姿勢保持が困難である．さらに，緊張性頸反射，緊張性迷路反射の影響を受けるが，非対称性緊張性頸反射の固定化は食物を口へ持っていく動作さえ不可能にする．これら緊張性反射の影響は関節運動中間域での運動コントロールを困難にする．

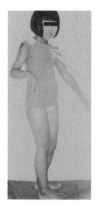

図4-2　痙直型片麻痺
　右上下肢の連合反応

　しかし，重症例を除き幼少期からの体験学習により生活行動力を身につけることが可能である．軽症のアテトーゼ型においては，発達初期の臥位における手指の随意運動の発達は比較的よく抗重力姿勢保持機能の発達が不十分なまま座位，立位と運動発達が進展するにつれて不随意運動が顕著となるので注意を要する．

　アテトーゼ型脳性まひのK氏は，幼少の頃から三輪車をあてがわれ，終日，屋外で遊ぶことを日課としていた．就学は1年遅れで弟と一緒に入学し，毎日，弟と友人の後押しで補助付自転車で通学，小学4年生の頃ふとしたはずみから自転車に乗れるようになった．歩くようになったのは中学2年生になってからで，中学校へ自転車で通学途中，警察官に呼び止められ，危険だから自転車に乗らないようにと注意を受けたが，交番へ乗り込み，「私に自転車に乗るなということは学校へ行くなということと同じだ，とんでもない」と談判したこともあったという．中学卒業後，更生指導相談所を訪ねたが相手にしてもらえないほどの重度障害で，門前払いを受けた．やむをえず母親と畑仕事に励んだという．これが幸いして大工仕事ができるようになり，仏壇づくりが得意となった．若い頃は大型オートバイを乗り回し，魚釣りにもよく出かけた．立派な家庭を築き，2人の子宝にも恵まれ，充実した生活だった．69歳の現在，転倒，怪我が原因の頸髄損傷による二次障害が増悪，四肢不全麻痺の状態で老健施設に入所中である．障害者の健康管理の難しさをあらためて思い知らされている．

　アテトーゼ型脳性まひに対しては運動療法とともに，実践的な行動学習が効果的である．いったん獲得できた行動はいつまでもできるものである．K氏はお酒が好きで，杯を干すときは左手で後頭部を押さえるといった要領だ．

アテトーゼ型脳性まひのY氏は，仮死出生で独歩できたのは7歳だったが，子どもの頃から絵や工作好きで雛人形作り，飛行機作りに熱中，タイミングよく集中力を発揮しながら，手指技能の学習を積み，立派な作品を数多く残している[11]．お母さんは，「精彦のそばにはきっと神様か仏様がいて，いつも手伝ってくださっているのだろうよ．そして他の人間が近づくと，手伝うのを止めて姿を匿されてしまうのではないかしら…」と言い，たまたま飛行機作りを見て，「こうして実際に目で確かめても，本当に信じられないよ．頭は絶えずくらくら動いて，目的物をしっかり見ている様子でもなく，手は震えて危なっかしいし，それなのに怪我もしないで，出来上がった物を見るとちゃんと立派な形になっていて本当に不思議ね」との弁だった．著書の中から自作，直筆のお雛さまづくり，友だちと飛行機づくり，特攻像の3点を掲載する（図4-3，4-4，4-5）．

アテトーゼ型脳性まひは，四肢麻痺，不随意運動などのため，手指での技能習得は非常に困難だと思われがちであるが，意外に器用な一面を有している．潜在能力を引き出すには幼少期からの体験学習が重要と思われる．K氏の巧緻動作習得は脳性まひの感覚−運動学習に万回運動が必要な所以を示すものである．

手指使用困難でも足趾で摂食，書字，書画，囲碁，将棋打ち，意思伝達器操作などできる人も多い．あるいは顎で電動車いす操作やコンピュータ入力できる人もいる．

ベッド臥床の重症の緊張型アテトーゼ（tension athetosis）でも，適切な対応により電動車いす操作やボタン押しが可能となる人がいる．

（C）失調型脳性まひ

失調型脳性まひの特徴は，平衡機能障害，距離測定障害，企図振戦，言語障害などである．

通常，筋緊張は低く，低緊張と正常の間を動揺する．発達初期には運動失調は目立たないが，膝立ち，起立，歩行と発達段階が進むにつれて明瞭化してくる．正常な同時収縮機能障害に伴う姿勢保持コントロール不全があり，立位バランスが不安定で，前傾姿勢をとりやすい．両足を広げた不安定なワイドベース歩行で，転倒などにより外傷を受けやすく，外出時は頭部保護の配慮が必要である．手指機能は距離測定障害，企図振戦などのために障害され，書字動作，衣服着脱など日常生活諸動作に多少とも困難を伴う．

失調型脳性まひのD君は脳室空気造影，脳血管造影から小脳萎縮および欠損像が明らかで，錐体路萎縮も伴う痙直型との混合型だった（図4-6）．「小

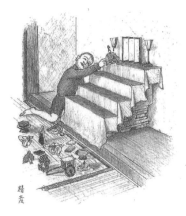
図4-3　お雛さまづくり

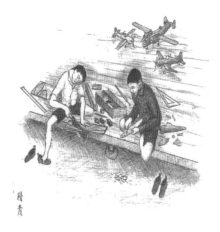
図4-4　飛行機づくり

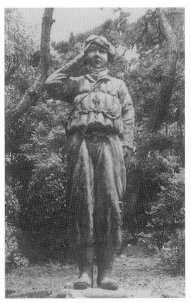
図4-5　特攻像（昭和48年11月）
鹿屋の史料館に展示

脳性失調型脳性まひに対して運動療法を施しても意味がない」という小児科医の意見だったが，D君は痙縮を伴っていたので，早期から運動療法を実施した．小学4年生のときに歩き出し，今では，運動失調を伴いながらも，路上を上手に歩いて，外出は自由である．上肢機能も日常生活上自立できていて，日常会話が可能である．現在は大分県の「太陽の家」で，軽作業に従事している．

　純粋な小脳性失調型脳性まひは多くないが，小脳以外の錐体外路性運動失

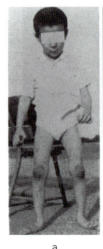
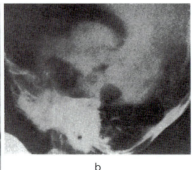

図4-6 失調型脳性まひ(9歳,男)
a:9歳で独歩可能となった.b:脳室空気造影で小脳萎縮ないしは欠損像が明らかである.

調,深部覚障害による運動失調を伴うことがあり,協調運動障害改善に向けた早期からの運動療法が重要である.同胞の女児は本児より軽症だったが,同様な発達経過を示した.

(D) 弛緩型脳性まひ

　弛緩型脳性まひの特徴は,著しい筋緊張の低下を示すもので,上下肢が弛緩し,胸部は扁平で,臥位において頭を持ち上げることが困難な症例もある.多少とも,緊張性迷路反射や緊張性頸反射の影響下にある.中枢神経系の成熟が進む過程で,痙直,不随意運動,運動失調,知的障害などの徴候が顕現化し,2～3歳過ぎには多くが,痙直型,アテトーゼ型,失調型,混合型へと移行する.独立した1つの型とは考えにくく,発達過程にあって,重度障害の印象を強く受けるが,知能は正常なものも含まれる.二次障害予防のためにも,早期療育とその継続が肝要である.

　弛緩型両麻痺(atonic spastic diplegia)の一例は,生下時体重3,200g,在胎36週,仮死出産だった.寝返り運動は1歳半からできたが,その後の発達が遅滞し,3歳頃から痙縮が明瞭化してきた.両股関節亜脱臼(大腿骨骨頭の側方化)も出現したため,5歳のとき,股,膝関節周囲筋(腸腰筋,大腿直筋,大腿筋膜張筋,縫工筋,長内転筋,内側ハムストリング)解離延長術と積極的な後療法を施行した.術後,臥位からのひとり座り,四つ這いもできるようになり,小学校からはロフストランド杖歩行で学校生活(普通学級)を送る

ことができた．高校（特別支援学校）からは杖歩行と車いすの生活をし，高3のとき自動車の運転免許を取り，コンピュータ専門学校(3年間)に通学した．卒業後はハム製造会社に勤務，屋内はつたい歩きをしている．

脳性まひの主症状は，運動および姿勢の異常であるが，随伴症状として，視覚障害，聴覚障害，言語障害，てんかん，知的障害などを伴うことがあるので，個々への適切な対応が求められる．

3 脳性まひの運動発達

Ingram[12]は正常児の運動発達過程における姿勢緊張を①The first flexor stage，②The first extensor stage，③The second flexor stage，④The second extensor stageの4段階に分けて説明している．①は新生児期の屈曲優位な姿勢で，②は相対的に抗重力的な伸展緊張が増しhead controlが発達する時期で，③は姿勢と運動の随意的コントロールが増し，より少ない伸展とより多い屈曲を示し，座位がとれるようになる時期，④は安静時および活動時に屈曲に対して伸展が再び優勢となってくる時期で，座位からのつかまり立ちが可能となり，本来の立位での体重支持が発達する時期に相当する．

脳性まひ児は，原始反射および緊張性姿勢反射，反応の影響を受けて運動発達障害を引き起こす．新生児期のhypotonic stageを脱したあと，緊張性迷路反射の影響を受けて，背臥位では伸展緊張が徐々に増強して後弓反張位（opisthotonus）をとりやすく，腹臥位では屈曲緊張が増強して，頭部，体幹，四肢の自発運動は抑制され，head controlの発達が遅滞する．緊張性迷路反射の影響は側臥位，座位において伸展緊張と屈曲緊張がいくらか相殺される関係にある．

新生児集中治療室からのポジショニングやハンドリングによりhead controlが発達するにつれて，屈曲緊張はいくらか減弱してくるが，なお腹臥位での屈曲緊張の高まりを残したまま，伸展筋緊張の高まりがみられ，その異常亢進は背臥位における頭・頸部伸展，肩甲帯の後方牽引（retraction）を伴ったopisthotonusとして出現する．療育指導が不十分なケースでは後頭部のハゲとしてしばしば観察される．上記症状は正常運動発達過程のthe first extensor stageの状態とは異なる．

（A）脳性まひと原始反射

正常児において新生児期に強く存在する原始反射が，脳障害を有するもの

では生後2〜3週間はむしろ減弱または欠如しており，脳障害の程度により異なるが，その後は上位中枢からの抑制の欠乏により徐々に増強してきて，結果的には立ち直り反応，パラシュート反応，平衡反応の発達が抑制され，運動発達障害を生むことになる．

(B) Moro反射の影響

　　刺激に過敏な脳性まひ児において，不用意なとりあつかいや刺激はMoro反射を頻発させることになる．Moro反射の残存はその後の発達に大きな影響をおよぼす．一般的に発達，成長につれて減弱傾向にあるとはいえ，常同的な反応として頑固に残存しつづけることも多い．Moro反射の残存は前述したように上位中枢性の姿勢反応および随意運動の発達を阻害するため，新生児期からMoro反射定着化予防のための取り組みが重要となる．

　　川口[13]は「Moro反射を惹起する特殊な神経回路が存在するにしても，その回路は視覚，聴覚，迷路，頸部をはじめとする全身の諸関節及び筋・腱の固有受容器，皮膚の表在感覚器などあらゆる知覚刺激に影響を受けているものと考えられる」と述べている．

　　また，Moro反射と同様な刺激で惹起されるものに驚愕反応があるが，両者の区別は困難である．Moro, Prechtl, McGraw[14], Peiper[15]らによればMoro反射は伸展運動であり，驚愕反応は屈曲運動であるという．

　　ここで，Moro反射や驚愕反応が定着し，運動機能向上に支障をきたした具体例を紹介しておく．

　　I.U.例およびM.Y.例はいずれも極低出生体重児で，両上肢に巧緻運動障害を伴う痙直型両麻痺で，初診の幼少時期Moro反射が強く残存していた．前者は中学生の頃からいくらか減弱し，床上からベッドづたいに車いすに座ることが出来るようになり，平行棒内歩行ができるようになっているとはいえ，16歳になっても相変わらず残存していて日常生活諸動作に支障をきたしている．後者も20歳になったがMoro反射が強く残存，通常は車いす生活であるが，歩行器歩行時などでいまだにMoro反射が出現する状況にある．

　　Y.H.例およびT.A.例は驚愕反応が強く残存している．前者は痙直型両麻痺で，両上肢機能の障害は軽度で両足関節の内反尖足変形（左＞右）が著しく，9歳のとき観血的矯正手術を受けたが，11歳の現在もとくに左足関節の内反変形が残り，ちょっとした聴覚刺激などで驚愕反応として，著しい反射的内反運動が出現し，全身的運動行動の発達阻害因子となっている．当初，後脛骨筋，下腿三頭筋の痙縮のみに目を奪われていて，強く残存した「驚愕反応」がその原因の背景にあることに気付いたのは手術後のことであった．

後者は原因不詳の混合型（atheto-spastic）四肢麻痺で，両上肢機能障害は軽度である．両下肢に著しい過緊張を伴っていて，驚愕反応が誘発され易い状況にあった．両股・膝関節の屈曲，両足関節の内反尖足変形を伴っていて立位保持，歩行は困難であった．ボツリヌス治療と運動療法で，歩行器歩行がいくらかできるようになってきたが，驚愕反応の残存は運動機能獲得になお大きな支障となっている．

Moro反射，驚愕反応の増強抑制は新生児期，幼少期から取り組まれるべきで，刺激に過敏反応するハイリスク児に対しては新生児集中治療室のときから，適切なケアとハンドリングによってMoro反射やストレス行動を抑制し，安定行動を強化する取り組みが重要となる．乳幼児期においても不用意な刺激をさけるよう生活環境を整え，head controlなど立ち直り反応，パラシュート反応，バランス反応を促通し，脳幹，脊髄を経由する短絡回路増長の予防をはかるべきである．

（C）非対称性緊張性頸反射（ATNR）の影響

ATNRは正常児において，新生児期から頭部の左右への自発的回旋運動に伴って，自発的に出現するが，ATNR姿勢は長く持続することはなく，四肢の自発運動へと移行する．自発運動の発達につれ，四肢の動きはATNRの影響から徐々に離脱し，選択的運動が発達する（図4-7）．

さらに，ATNRは抗重力姿勢保持の正常発達過程において，伸展筋緊張ならびにバランス反応の発達に促進的に働く．たとえば，3ヵ月児を後方から支えて，座位に保持するとき，まだ十分な抗重力姿勢緊張の発達がないため，ぐらぐらした不安定な状態下にATNRまたはtotal extensionを利用した姿勢保持を試みるが，最終的には比較的安定した座位バランスが得られる．しかし，脳性まひではATNRやtotal extension姿勢で固まる傾向があり，立ち直り反応の促通が欠かせない（図4-8，4-9）．また，立位バランスが発達しはじめた独歩の初期（high guard歩行）には，バランスを崩すとATNRやMoro反射が出現し，それらを利用した運動発達の様子をうかがうことができることは前述した．

脳性まひ児は新生児期においてむしろ低緊張状態にあり，原始反射は減弱している．ATNRも徐々に増強していく．いったんATNRが誘発されると長く持続しがちで，自発運動への移行が乏しい．また，抗重力姿勢における立ち直り反応，パラシュート反応などの発達に促通的役割を果たしにくい．

不用意に長時間仰臥位をとらせると，ATNRは緊張性迷路反射による伸展筋緊張と結合してますます増強する．その結果，斜頭や後頭部のハゲが生

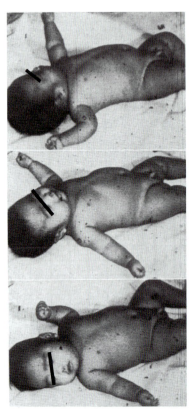

図4-7　ATNRと自発運動（正常児：2ヵ月半）

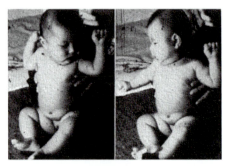

図4-8　ATNRと姿勢保持（正常児：3ヵ月）

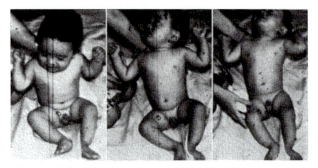

図4-9　脳性まひ児のtotal extension：10ヵ月

ずる．斜頭はさらに全身的な斜位障害[16, 17]へと発展し，脊柱側弯症や股関節亜脱臼・脱臼をひき起こすことがあるので，その予防が重要となる．

　ATNRは回旋（巻きもどし）立ち直り反応の発達と抑制・促通関係にあるため，早期からの寝返り運動促通がATNRの抑制につながる．

　ATNRが固定化すると四つ這い運動や両手遊び，摂食動作などに困難を伴うようになる一方，アテトーゼ型脳性まひなど幼少期からの感覚−運動学習により両手動作を獲得できるケースも珍しくない（第4章p46〜49参照）．

（D）緊張性迷路反射（tonic labyrinthine reflex；TLR）の影響

　緊張性姿勢反応（tonic postural reaction）も原始反射（primitive reflexes）同様，脳障害を有するものでは，生後2〜3週間はむしろ減弱または欠如しており，脳障害の程度により異なるが，その後は上位中枢からの抑制の欠乏により徐々に増強してきて，結果的には立ち直り反応，パラシュート反応，バランス反応の発達を抑制し，運動発達障害を生むことになる．

脳障害のひろがり，部位の如何によりTLRの影響に相違があるにせよ，病的なTLRの存在は，自発運動を全身的な伸展緊張，屈曲緊張の2つの全体的運動パターン（total pattern）下におき，選択的な関節運動の発達を阻害する．緊張性迷路反射に基づく集団伸展パターン，集団屈曲パターンをこわし，これらの両頭政治の影響から少しでも抜け出すための運動療法が必要である．

(E) 連合反応の影響

痙直型脳性まひの特徴の一つに連合反応がある．痙直型片麻痺において歩行獲得，上肢巧緻運動の活発化につれて患肢の連合反応が増強し，上下肢，体幹の異常姿勢，異常運動パターンは固定化していく．重度，軽度を問わず新生児期から成長期にわたり療育の取り組みが大切である．

痙直型両麻痺においては，いったん独歩，杖歩行を獲得したものの，就学，就業などで長時間座位での手作業を継続すると，連合反応として両下肢に痙性の増強をきたし，歩行機能障害の増悪をまねくことは前述したとおりである．また，重度の緊張型アテトーゼや混合型四肢麻痺においても精神機能の高まりにつれて，体幹，四肢機能の減退が目立つようになるため，運動療法の継続が必要である．

とくに，運動機能に乏しい中等度〜重度脳性まひの場合，小学校就学に伴い運動療法に疎遠となりがちで，運動行動の退行が目立つ．変形・拘縮の増悪には廃用性筋萎縮に加え，連合反応の影響が考えられる．

■ 第4章の文献

1) Bobath K（原著）/ 寺沢幸一（訳）：脳性麻痺の運動障害．医歯薬出版，1969．

2) Landau WM：Spasticity：What？ What is it not？ Spasticity/Feldman RG, et al（eds）：Disordered Motor Control. pp17-24, Yearbook Medical Publishers, 1980.

3) 高橋　純：脳病変と臨床像 / 佐藤孝三・他（編）：脳性麻痺．p176，医学書院，1971．

4) Christensen E, Johannes CM：Cerebral Palsy：A Clinical and Neuropathological Study. Butterworth-Heinemann, 1967.

5) 穐山富太郎・他：痙性麻痺下肢筋の筋緊張亢進状態に関する筋電図学的研究．医療，25（2）：74-90，1971．

6) 穐山富太郎・他：痙性麻痺の臨床筋電図1．臨床脳波，14（7）：427-436，1972．

7) Bobath B：Abnormal Postural Reflex Activity Caused by Brain Lesions. Elsevier Health Sciences, pp34-41, 1971.

8) Akiyama T, Kawaguchi Y：Treatment of Hip and Knee Flexion Contracture in Spastic Cerebral Palsy. *Bull Sch Allied Med Sci Nagasaki Univ*, **1**：3-18, 1988.

9) 島津　浩：γ系の生理．神経研究の進歩，**3**（4）：781-846，1959．

10) 島津　浩：錐体外路疾患．神経研究の進歩，**5**（1）：25-41，1960．

11) 福島精彦・古巣　馨：風と雲を友として．昭英出版，2005．

12) Ingram TTS, et al.："Spasticity" in Cerebral Palsy. *Clin Orthop Relat Res*, **46**：23-36, 1966.

13) 川口幸義：脳性麻痺児のMoro反射に関する臨床的・筋電図学的研究．長崎医学会雑誌，**55**（3）：345-

360, 1980.
14) McGRAW MB, D PH : The Moro Reflex. *Am J Dis Child*, **54**（2）: 240-251, 1937.
15) Peiper A : Cerebral Function in Infancy and Childhood : The International Behavioral Sciences Series. pp23-28, Springer, 1963.
16) 川口幸義・他：乳児の斜位姿勢について．姿勢研究, **2**（1）: 29-40, 1982.
17) Bernbeck R, Sinios A（原著）/ 鈴木良平（訳）：小児運動器疾患の早期診断法．医歯薬出版, 1977.

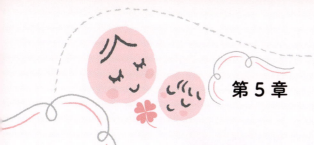

第5章

脳性まひの早期診断と早期発達ケア

1 早期診断

　新生児期や生後数ヵ月間における脳性まひ，知的障害の診断は，重度障害を除き困難とされている．その理由は，脳性まひや知的障害へと発展するハイリスク児において，脳障害に起因する神経学的異常所見や新生児行動の落ち込みが，生後10日～2週以後，一時的に改善して，一見回復したかにみえる無症状期に入り，数ヵ月～1年以後に症状が再び顕現化するからである[1]．E. Köng[2,3]によると脳性まひ早期診断の唯一の方法は，繰り返し実施される発達評価によって可能となる．そしてこれらの評価は脳性まひとなるリスクを持つ赤ちゃんに対して，同じ医師により毎月実施すべきだとしている．

　事例をひとつあげると，生下時体重2,280gの未熟児（SFD；small for date baby）であった．仮死出産で20分間仮死状態にあり，蘇生後も数日間無呼吸発作を繰り返し，生後4日目まで痙攣を伴った．全身の筋緊張は弛緩して，四肢の自発運動は少なく，原始反射は減弱していた．哺乳力は弱く，かすかな泣き声しか出せなかった（図5-1）．しかし，10～15日目にかけてこれらの神経学的，行動学的異常所見は消退しはじめ，一見正常化したかにみえた．

　生後31日目に「神経学的に異常なし」と医師のカルテに明記されていた．しかし，1歳の誕生日が来ても歩かないため神様におすがりした．その数ヵ月後，リハビリテーション専門医を訪れた．初診時，四つ這いはどうにかできたが，明らかな脳性まひ症状（四肢麻痺）を呈していた．

　このようなハイリスク児に対しては，新生児期評価とその後の経時的な評価に基づいた療育指導が必要である．

　45年前の話であるが，当時，脳性まひ児は1歳過ぎで専門病院を受診するのが常で，それは脳性まひの定型的な症状が出そろった後のことだった．

　筆者は脳性まひの早期診断の必要性を感じ，脳性まひ児60例とハイリス

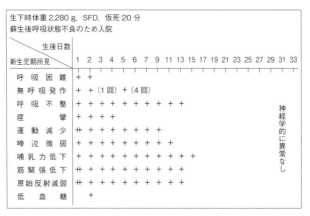

図5-1　S.Y.痙直型四肢麻痺

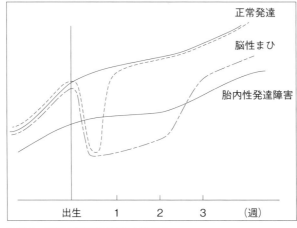

図5-2　新生児行動の「落ち込み」

ク児から正常発達を遂げた15例について，病院側からはひどく敬遠されながら，新生児期の症状をカルテから調査したことがある．

　筋緊張低下および原始反射の減弱，自発運動の減少，啼泣微弱，哺乳力低下，痙攣の6徴候は脳性まひ児の新生児期にみられるほとんど共通した異常所見だった．これらの所見は脳障害を疑わしめるに十分であり，ほかの神経学的徴候とともに診断の参考所見となりうる．

　成熟児において，上記症状のいくつかが2週間以上持続したものはすべて脳性まひになり，1〜2週間持続のものも多くが脳性まひになっていたが，生後5日目までに消退したものは正常発達を遂げていた[4, 5]（図5-2）．

　未熟児においても，これらの所見が1週間以上持続したものから正常発達を遂げたものがあるとはいえ，ハイリスク児として経過観察する必要がある．

　新生児期におけるこれら異常所見のやっかいな点は，前述したように生後

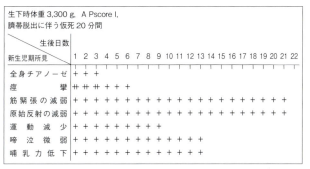

図5-3　Y.K.アテトーゼ型脳性まひ

10日〜2週間のうちに改善され，一見わからなくなり，正常化したと判断されがちなことである．

臍帯脱出に伴う急性仮死（20分間）のもう1例の新生児期所見を図5-3に示した．痙攣は6日目までになくなったが，運動減少が9日間，啼泣微弱，哺乳力低下が13日間，筋緊張および原始反射の減弱は21日間持続した．しかし，その後は無症状期に入った．この時期は核黄疸の経過におけるPraaghの第3期（生後2週間〜2ヵ月半），すなわち外見上無症状（落陽現象は著明）に相当する時期と思われる．上記新生児期症状が改善されはじめた以後は，相互作用，立ち直り反応，諸行動の発達推移に目を向ける必要がある．本症例は幸い生後3週目に小児科医から紹介を受け，早期治療を施行，3歳で独歩できたアテトーゼ型脳性まひである．大学を卒業し社会参加を果たしている．

無症状期に関連して，MacKeithがPrechtlの著書[6, 7]の序文で，成熟児に関して，「新生児期の初期には神経系の機能不全を探知できるが，生後2週間でその窓は閉じてしまう」といみじくも述べている．

2　Brazeltonの新生児行動評価法

当時，新生児に対する客観的評価法がないものかと模索していたが，たまたま1976年にベルン大学で，Köng E. & Quinton M.によるCourse on Early Neurodevelopmental Treatment of Cerebral Motor Disturbances[3]を受講した．その帰途，フィレンツェ（Firenze）のCentro Di Educazione Motoria"Anna Torrigiani"にMilani-Comparetti A教授とGidomi EA先生を訪ね，Brazelton新生児行動評価法[8, 9]（映画3本）を目にすることができた．かくして筆者らは，1979年に『ブラゼルトン新生児行動評価』を翻訳し，客観的

な同評価法を使い，その後の発達予後をprospectiveに追跡できるようになった．

（A）新生児行動評価（neonatal behavioral assessment scale；NBAS）[9, 10]

　Brazeltonの新生児行動評価法は単なる新生児の評価ではなく，検者を含む環境因子との相互作用過程における新生児行動の評価ということに特長がある．現在では研究面のみでなく，臨床医学および教育的場面にまで応用が広がってきた．NBASは28項目の行動評価と18項目のPrechtl HとBeintema Dによる神経学的検査（誘発反応）および未熟児やストレスにさらされた新生児のための9項目の補足項目からなる（図5-4，5-5）．

　以下，NBASの概略を記述する．

　新生児行動は胎児行動と連続したものである．新生児の標準的能力は，①原始反射が最高度に発達していること，②視・聴覚刺激に対する方位反応が観察されること，③頭部の立ち直り反応が誘発されること，④一定基準の新生児行動が発達していること，⑤情緒的相互作用能力を有し，経験をとおして感覚-運動行動を習得する能力を有すること，などがあげられる．

　新生児は，出生により大きな環境変化にさらされる．子宮内では，胎児が母体外から受ける光や音などの刺激は母親の身体によって吸収されることで最低限のものとなるし，重力の影響も羊水の浮力により相殺される．生命維持に必要な生理機能も胎盤をとおして母体に依存している．出生と同時に多くの刺激や地球の重力にさらされ，呼吸・循環，栄養摂取などの生命維持を新生児独自に行うことを求められる．第一声をあげた出生直後の新生児が母親との出会いではっきりと"みつめかけ行動"を示すとはいえ，出生時のストレスと出生後の生理的切り換えのためにエネルギーを消耗するため，新生児行動は一時的に抑圧された状態にある．生後2日目に入ると新生児本来の行動力を発揮できる．

　NBASは相互作用をとおして個々の新生児行動の最良のパフォーマンスを評価するように仕組まれており，新生児を役者に見立てた舞台装置[11]が望まれる．

　新生児行動評価は授乳と授乳の中間の時間帯で，ふとんで覆われ，眠った状態から始める．室温23〜26℃の静かで薄暗い部屋が望ましい．加えて，相互作用の相手役（検者）は新生児の標準的な行動能力を理解し，児の抱き方，姿勢の取り方に習熟しておく必要がある．

　各項目の評価において，新生児の意識の"状態"は重要な要素であり，項目ごとに行動評価のための至適"状態"が示されている．Brazeltonは"状態"を，

行動採点シート

最初の状態 _____
顕著な状態 _____

	尺度	（状態に注意）	1 2 3 4 5 6 7 8 9
1.	光に対する反応の漸減	(1, 2または3)	ー ー ー ー ー ー ー ー ー
2.	ガラガラに対する反応の漸減	(1, 2または3)	ー ー ー ー ー ー ー ー ー
3.	ベルに対する反応の漸減	(1, 2または3)	ー ー ー ー ー ー ー ー ー
4.	足部への触覚刺激に対する反応の漸減	(1, 2または3)	ー ー ー ー ー ー ー ー ー
5.	非生命的視覚刺激に対する方位反応	(4, 5)	ー ー ー ー ー ー ー ー ー
6.	非生命的聴覚刺激に対する方位反応	(4, 5)	ー ー ー ー ー ー ー ー ー
7.	非生命的視・聴覚刺激に対する方位反応	(4, 5)	ー ー ー ー ー ー ー ー ー
8.	生命的視覚刺激に対する方位反応	(4, 5)	ー ー ー ー ー ー ー ー ー
9.	生命的聴覚刺激に対する方位反応	(4, 5)	ー ー ー ー ー ー ー ー ー
10.	生命的視・聴覚刺激に対する方位反応	(4, 5)	ー ー ー ー ー ー ー ー ー
11.	敏活さ	(4, 5)	ー ー ー ー ー ー ー ー ー
12.	全身的な筋緊張	(4, 5)	ー ー ー ー ー ー ー ー ー
13.	運動の成熟度	(4, 5)	ー ー ー ー ー ー ー ー ー
14.	座位への引き起こし	(4, 5)	ー ー ー ー ー ー ー ー ー
15.	抱擁	(4, 5)	ー ー ー ー ー ー ー ー ー
16.	防御運動	(3, 4, 5)	ー ー ー ー ー ー ー ー ー
17.	干渉によるなだめ	(6から4, 3, 2へ)	ー ー ー ー ー ー ー ー ー
18.	興奮の頂点	(すべての状態)	ー ー ー ー ー ー ー ー ー
19.	状態向上の迅速性	(すべての状態)	ー ー ー ー ー ー ー ー ー
20.	易刺激性	(すべての覚醒状態)	ー ー ー ー ー ー ー ー ー
21.	活動性	(3, 4, 5)	ー ー ー ー ー ー ー ー ー
22.	振戦	(すべての状態)	ー ー ー ー ー ー ー ー ー
23.	検査中の驚愕	(3, 4, 5, 6)	ー ー ー ー ー ー ー ー ー
24.	皮膚の色の変化性	(1から6へ移るとき)	ー ー ー ー ー ー ー ー ー
25.	状態の易変化性	(すべての状態)	ー ー ー ー ー ー ー ー ー
26.	自己鎮静の能力	(6, 5から4, 3, 2, 1へ)	ー ー ー ー ー ー ー ー ー
27.	手を口へもっていく能力	(すべての状態)	ー ー ー ー ー ー ー ー ー
28.	微笑反応	(すべての状態)	ー ー ー ー ー ー ー ー ー
29.	敏活な反応の質	(4のみ)	ー ー ー ー ー ー ー ー ー
30.	注意力の代価	(3, 4, 5)	ー ー ー ー ー ー ー ー ー
31.	検者の耐久力	(すべての状態)	ー ー ー ー ー ー ー ー ー
32.	全般的易興奮性	(5, 6)	ー ー ー ー ー ー ー ー ー
33.	たくましさと耐久力	(すべての状態)	ー ー ー ー ー ー ー ー ー
34.	調整能力	(すべての状態)	ー ー ー ー ー ー ー ー ー
35.	状態の調整能力	(すべての状態)	ー ー ー ー ー ー ー ー ー
36.	運動時の筋緊張のバランス	(すべての状態)	ー ー ー ー ー ー ー ー ー
37.	乳児行動の強化値	(すべての状態)	ー ー ー ー ー ー ー ー ー

図5-4　新生児行動項目と補足項目（29〜37が補足項目）

〔Brazelton, 1984[8]〕

深い眠り（"状態" 1），浅い眠り（"状態" 2），眠そうな状態（"状態" 3），敏活な状態（"状態" 4），かなりの運動活動性を伴ったぐずった状態（"状態" 5），啼泣状態（"状態" 6）の6段階に分けている．

評価手順は図5-6のとおりで，各項目を評価するタイミングの決定は児の状態によって変えることができる．児が最適状態にあればいつでも方位反応を評価することができる．顔を布で覆う防御運動と緊張性頸反射，Moro反射（驚愕反射）は不快刺激となるため最後に評価する．評価は通常20分間を

誘発反応

	O*	低	中	高	A+
足部把握反射		1	2	3	
手指把握反射		1	2	3	
足間代		1	2	3	
Babinski		1	2	3	
起立反射		1	2	3	
自律歩行		1	2	3	
台乗せ反応		1	2	3	
側弯反射		1	2	3	
匍匐反射		1	2	3	
眉間反射		1	2	3	
頭と眼の緊張性偏位		1	2	3	
眼振		1	2	3	
緊張性頸反射（TNR）		1	2	3	
Moro 反射		1	2	3	
四方反射		1	2	3	
吸啜反射		1	2	3	
他動運動					
上肢　右		1	2	3	
左		1	2	3	
下肢　右		1	2	3	
左		1	2	3	

注）O*＝反応が誘発されず（Omitted）
　　A+＝非対称

補足的評価（備考として）

魅惑度	0	1	2	3
干渉への変化性	0	1	2	3
刺激の必要度	0	1	2	3

自分を鎮めるのにどんな活動を用いるか？
手を口へ入れる
口に何も入れずに吸啜
視・聴覚刺激に注目
姿勢の変化
明白な理由はなく状態が変化

注　釈：

図5-5　誘発反応項目

〔Brazelton, 1984[8]〕

---

① 2分間，児を観察する──状態を記録
② 閉眼した眼瞼を通し懐中電灯をあてる（3～10回）
③ ガラガラ（3～10回）
④ ベル（3～10回）
⑤ ふとんをはがす
⑥ 軽くピンで刺す（5回）
⑦ 足クローヌス
⑧ 足底把握反射
⑨ Babinski 反射
⑩ 服を脱がす
⑪ 受動運動と全身の筋緊張
⑫ 把握反射
⑬ 座位への引き起こし
⑭ 支持反応（立位）
⑮ 自動歩行
⑯ 台乗せ反応
⑰ 側弯反射（Galant 反射）
⑱ 手を介した身体の緊張
⑲ 匍匐反応──腹臥位
⑳ 持ち上げ，抱きかかえる
㉑ 眉間反射
㉒ 回転検査──緊張性偏倚および反射
㉓ 非生命的刺激による方位反応（orientation*）：視覚的，聴覚的，視・聴覚的
㉔ 生命的刺激による方位反応：視覚的，聴覚的，視・聴覚的
㉕ 顔を布でおおう
㉖ 緊張性頸反射
㉗ Moro 反射

図5-6　NBASの評価手順

〔Brazelton, 1984[8]〕

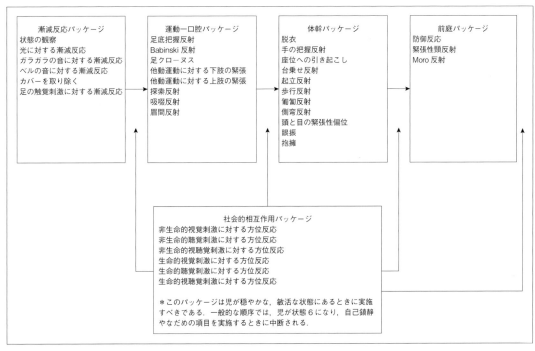

図5-7 NBASの順序モデル

〔Brazelton, 1998[9)]〕

要し，敏活さ，全身的な筋緊張，運動の成熟度，干渉によるなだめ，微笑などいくつかの項目は全経過をとおした行動観察から評価する．

第3版[9)]では新生児行動評価の実施順序モデル（**図5-7**）を5つのパッケージに分けて示しているが，児が最適状態にあればいつでも方位反応（社会的相互作用パッケージ）を評価するようになっている．方位反応はquiet alert state（"状態" 4），運動行動，誘発反応はactive alert state（"状態" 4）および"状態" 5での評価が望ましい．

Brazeltonの新生児行動評価法は元来，新生児の母子相互作用や各文化圏間の新生児行動の比較研究などに使用されてきた．筆者らは脳性まひをはじめ中枢神経性発達障害児の超早期診断，療育に役立てている．

NBASは新生児行動評価によって児をクラス分けしたり優良児を選別するのではなく，各新生児の母子相互作用を高めたり，各ハイリスク児に対するよりよいケアのあり方を探るためのものである．したがって9段階評価の各項目は，9点が最高のものもあれば，5点あるいは2点が最高のものもあって，点数化できないように仕組まれている．

3 NBASのクラスター分類

NBASは，新生児の行動システムを
①自律神経系(生理系)
②状態系
③運動系
④注意／相互作用系
の4つの行動系に分類して，それぞれの行動系および行動全体の組織化を評価するようになっている．

NBASを予後判定に用いる場合は各項目を7つのクラスターに分類し[8]，各項目において望ましい行動反応が高い得点になるように点数を換算(表5-1)してクラスター値を算出，統計学的な比較研究ができるようになっている．

(A) 慣れ現象

睡眠状態の児へ光，音，触刺激を与えて眠りをかき乱し，出現するびっくり反応や体動を観察する．通常，繰り返される侵害刺激にもかかわらず，2回目，3回目と刺激を重ねるごとに刺激を締め出し，睡眠状態を維持するか，敏活な状態(状態4)へ移る．未熟児や中枢神経障害児は義務的に反復して，全身的な過剰反応を示したり，ストレス徴候を呈したりすることがあるので，養育上の配慮の目安となる．

(B) 方位反応

視・聴覚刺激に対する行動反応やその集中性を観察する．新生児の視力は成人の1.0に対し，およそ0.1といわれ，20〜38cmの距離では母親の顔がわかり，表情の変化も判別できるようである．通常，両眼と頭とで左右に追視でき，児によっては垂直方向にも追視できる．また，自発的な見つめかけがある．図5-8は生後3日目の方位反応である．

新生児の聴力は，生まれたときから発達した段階にある．父親の低いピッチの声，母親の高いピッチの声を聞き分けることができ，前者は児を静めるし，後者は興奮させる．18〜38cmの距離に児を抱き，ソフトな声での話しかけが適切な刺激となる．視野に入らない所で振るガラガラやかけ声にも反応して，顔や眼を輝かせたり，音のほうへ両眼を動かし，頭を回旋させたりする．児によっては音源を眼で探す．未熟児やハイリスク児では，不用意な

表5-1 NBASの7群(クラスター分類)

[群]
　　項目
[慣れ現象 (Habituation)]
　　1. 光に対する反応の漸減 ･････････････粗点
　　2. ガラガラに対する反応の漸減 ･････････粗点
　　3. ベルに対する反応の漸減 ･････････････粗点
　　4. 足部への触覚刺激に対する反応の漸減 ･････粗点
[方位反応 (Orientation)]
　　5. 非生命的視覚刺激 ･････････････････粗点
　　6. 非生命的聴覚刺激 ･････････････････粗点
　　7. 非生命的視・聴覚刺激 ･････････････粗点
　　8. 生命的視覚刺激 ･････････････････････粗点
　　9. 生命的聴覚刺激 ･････････････････････粗点
　　10. 生命的視・聴覚刺激 ･･･････････････粗点
　　11. 敏活さ ････････････････････････････粗点
[運動 (Motor)]
　　12. 全身的な筋緊張 ･････････9/1＝1；8/2＝2；7/3＝3；4＝4；6＝5；5＝6
　　13. 運動の成熟度 ･･････････････････粗点
　　14. 座位への引き起こし ･･････････････粗点
　　16. 防御運動 ･････････････････････粗点
　　21. 活動性 ･････････････9/1＝1；8/2＝2；7/3＝3；4/6＝4；5＝5
[状態の幅 (Range of State)]
　　18. 興奮の頂点 ･････････9/1＝1；8/2＝2；4/3＝3；7/5＝4；6＝5
　　19. 状態向上の迅速性 ･････9/1＝1；8/2＝2；7/3＝3；4＝4；5＝5；6＝6
　　20. 易刺激性 ･･･････････9/1＝1；8＝2；7＝3；6＝4；5＝5；2,3,4＝6
　　25. 状態の易変化性 ････････1,7,8,9＝1；5,6＝2；4＝3；3＝4；2＝5
[状態の調整 (Regulation of State)]
　　15. 抱擁 ･･････････････････････････粗点
　　17. なだめ ････････････････････････粗点
　　26. 自己鎮静の能力 ･･･････････････粗点
　　27. 手を口にもっていく能力 ････････粗点
[自律系の安定性 (Autonomic Stability)]
　　22. 振戦 ･･････････9＝1；8＝2；7＝3；6＝4；5＝5；4＝6；3＝7；2＝8；1＝9
　　23. 驚愕 ･･････････1＝NA；9＝2；8＝3；7＝4；6＝5；5＝6；4＝7；3＝8；2＝9
　　24. 皮膚色 ･･････････5＝6；4＝5；6＝4；3,7＝3；2,8＝2；1,9＝1
[誘発反応 (Reflexes)]
　　　　　　　　　　　異常反射の総数をとる
　　足間代, 眼振, 緊張性頸反射･････････0, 1, 2＝正常；3＝異常
　　その他の反射･････････････････････2＝正常；0, 1, 3＝異常

〔Brazelton, 1984[8]〕

視・聴覚刺激が負担となり，ストレス徴候を呈することがある．彼らにはよりふさわしい感覚刺激の配慮が求められる．過剰反応を示しやすい児に対しては見つめ合い，声かけなど単一刺激とし，重複刺激をさけるよう心がける．

(C) 運　動

全身的な姿勢緊張，自発運動，誘発運動，運動行動などを評価する．新生児は屈曲姿勢優位で適度の姿勢緊張を有し，自発運動は三次元的で変化に富

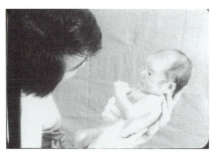

図5-8 方位反応における見つめ合い（生後3日目）

み，円滑な運動を示す．座位への引き起こしでは通常，把握反射が誘発され，肩甲帯と頸部の筋緊張が増し，頭を正中位に1～2秒間保持することができる．また，腹臥位にしたとき，気道を確保するだけの頭のコントロールができる．未熟児やハイリスク児において，急激な抱きかかえはMoro反射や異常姿勢の誘発予防のために避けるべきである．

(D) "状態"の幅

　ぐっすり眠ったり，しっかり目覚めたり，啼泣したりする"状態"の幅を観察する．"状態"は空腹や覚醒-睡眠周期など生理的変数に依存するとはいえ，個々の新生児は個性豊かな行動を発揮する．服を脱がすと大きな声で泣き出す児，不快な刺激にも泣かない児などさまざまである．座位への引き起こし，起立反射の評価あたりまでに泣き出す児が多いようである．通常，敏活状態（"状態4"）をしばらく維持できる．

(E) "状態"の調整

　ぐずったり（"状態5"），啼泣（"状態6"）している児が，自己鎮静したり，いかになだめられるかを評価する．自己鎮静では，泣いている児が，遠くのカーテンが揺れるのをみつめたり，指しゃぶりや近づく母親の足音などで静まることがある．なだめに対しては，かけ声だけで泣きやむ児もいれば，服を着せ抱いて揺らし，やっと泣きやむ児もいる．

　抱擁では抱きかかえると頬ずりしてくる児，のけぞる児など反応はさまざまである．ハイリスク児は，"状態"コントロールに乏しい面がある．

(F) 自律神経系の安定性

　驚愕反応，振戦運動，皮膚色の変化など自律神経系の安定性を評価する．

通常，Moro反射を誘発するときや音刺激や無器用な取り扱いによって誘発される以外，Moro反射や驚愕反応はみられない．しかし，ハイリスク児や過敏な児はちょっとした攪乱的な刺激にもMoro反射や驚愕反応を示す．振戦運動は健常児においても生後数日間は起こるかもしれない．振戦が強い場合，中枢神経系の刺激状態あるいは抑圧状態の目安となりうるし，代謝的な原因でも起こり，また，未熟性の一徴候であるかもしれないので，神経学的評価が必要となる．

健常な新生児においても，衣服を脱がされ，かき乱され，状態が変化したりする評価の時間をとおして，穏和な皮膚色の変化を示すことがある．心疾患を伴わない皮膚色の異常は，自律神経系や血管系の抑圧または過度にストレスが加えられた状態を示す．

(G) 誘発反応

18項目からなる神経学的検査で主として原始反射に関するものである（図5-5）．原始反射は胎児期に発達し，出生時（胎生40週）までに最高度に達する．

新生児を両脇で支えて，両足を床に着けてやると，起立反射が誘発され，両足で支える．このとき前傾姿勢をとらせると歩行反射が誘発され，数歩足をかわすことができる．

両手，両足には把握反射が誘発され，短時間だと両手，両足で紐をつかんで吊り下がることすらできる[12]．また，出生直後から探索反射で乳房を求め，吸啜-嚥下反射によって哺乳できる．前庭刺激による回転テストでは眼球と頭の偏位運動や眼振が誘発される．

これらの原始反射は"状態"3，4，5で誘発されやすいが，多くの原始反射が，運動活動性の高い"状態"5でむしろよく誘発できる．

原始反射の減弱，過剰，左右差は異常と判断するが，足クローヌス・非対称性緊張性頸反射，眼振は例外で，低反応でも異常とは判断しない．異常反応が3項目以上あれば要注意であり，小児神経専門医の受診を勧める．

(H) 補足項目

脳性まひ，知的障害，学習障害など発達障害が予測されるハイリスク児や虚弱児の評価に有用な項目である．補足項目にはストレス徴候が反映されるため，"中枢神経系および自律神経系の機能不全"を間接的に知ることができる．たとえば，注意力の代価（cost of attention）の項目では，敏活状態を維持することが児に負担となって自律神経系，運動系，"状態"系へ跳ね返るストレス徴候を評価できる．

自律神経系のストレス徴候は，評価の経過中にひどく蒼白になったり，指先のチアノーゼ，不均等な肌色や斑点，浅くて速い呼吸などとして出現する．運動系では，完全に弛緩してしまったり，硬くなって弓なりに反ったり，ぎくしゃくした動きなどによって示される．"状態"系のストレス徴候は，外界から身を閉ざした状態になったり，泣いたり，目が定まらなかったり，しゃっくりやあくびなどで示される．健常児では通常，検査が全部終わった後でも，3つの系に疲労や不安定性を認めない．

　中枢神経系の障害児は刺激に対する興奮性が高く，ごく普通の刺激もストレスとなり，Moro反射，驚愕反応，振戦運動（上下肢あるいは全身に及ぶ不随意的な震え），後弓反張（弓なりな緊張．頸部を強く背屈させ，全身が後方弓形に反り返る状態）などを示し，"状態"コントロールが悪く，自律神経系も極度に不安定なため，養育者は児との接触を避けがちとなる．しかし，刺激のない状態では眠っているか，うとうとしている状態が多くなる．このようにして，児と接する機会を避ければ避けるほど，相互作用は悪循環し発達は阻害される．より適切なケアや相互作用アプローチが求められる．

4 クラスター分類による予後の検討

　以下，クラスター分類による新生児行動評価からハイリスク新生児の予後を検討した筆者らの研究を紹介する．

（A）回復曲線[13]

ハイリスク成熟児

　対象はハイリスク成熟児43例で，新生児仮死33例，頭蓋内出血10例，後者のうち7例は仮死を伴っていた．3〜8歳時の発達評価で，正常28例，歩行可能な軽〜中度脳性まひ5例，歩行不能な重度脳性まひ10例であった．

　これら3群について，NBASクラスター値と予後との関係を検討した．正常群はすべてのクラスターで回復が急速で，生後2週には正常成熟児の行動水準に達した．軽・中度脳性まひ群は正常群に比べて方位反応，運動，誘発反応，補助項目のクラスターで回復が遅れ，重度脳性まひ群はすべてのクラスターで回復が遅延した．

　生後4週のNBASクラスター値と予後との統計学的検討は，正常群と軽・中度脳性まひ群間の比較において，方位反応，運動，誘発反応，補足項目のクラスターで有意差がみられ，正常群と重度脳性まひ群の間では全てのクラ

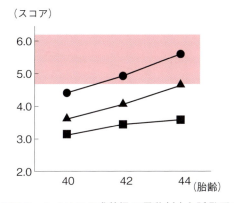 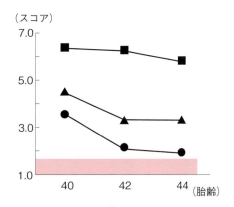

図5-9 ハイリスク成熟児の運動(左)と誘発反応(右)クラスターの回復曲線
●は正常発達，▲は軽・中度障害，■は重度障害，■は正常成熟児の発達範囲を示す．

スターで有意差がみられた．図5-9は3群の運動クラスターと誘発反応クラスターの回復曲線を示す．

低出生体重児

　対象は低出生体重児209例で，5～6歳時の発達評価は，正常発達148例(以下，正常群)，脳性まひ17例(以下，CP群)，精神運動発達遅滞児44例(以下，MR群)であった．

　CP群の回復曲線は，方位反応，運動，状態調整，誘発反応，補足項目のクラスターで正常群に比べて回復が遅延し，MR群では方位反応，運動，状態の幅，補足項目クラスターの回復が乏しかった．CP群とMR群間では状態の幅と誘発反応クラスターで差異が大きかった(状態の幅ではCP群が高値，誘発反応ではMR群が低値)．方位反応クラスター値はCP群がMR群よりも高値を示したが，両者間に有意差はなかった．

　修正年齢4週時のNBASクラスター値と予後との関係は，正常群とCP群の間には自律神経系の安定性と状態の幅のクラスターを除く他のクラスターで，正常群とMR群の間には自律神経系の安定性と誘発反応のクラスターを除く他のクラスターで，有意差がみられた．図5-10は3群の方位反応クラスターと誘発反応クラスターの回復曲線を示す．

(B) 統計学的検討

　低出生体重児209例を対象として統計学的検討を行った．正常群148例，CP群17例，MR群44例であった．

　新生児行動評価データの処理は，Lesterのクラスター法に準じた．補足項目(新生児行動の補足項目29～37)は該当する他のクラスターに振り分けた．

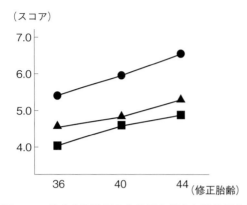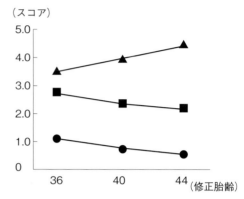

図5-10 低出生体重児の方位反応(左)と誘発反応(右)クラスターの回復曲線
●は正常発達,▲は脳性まひ,■は精神運動発達遅滞を示す.

たとえば,「敏活性の質」の項は,方位反応クラスターに加えた.6つの行動学的クラスターと誘発反応クラスターについて検討した.

上述した7つのNBASクラスターのうちどのクラスターが予後推定に関連しているかについてのロジスティック回帰分析の結果を表5-2に示す.CP群では運動,誘発反応,方位反応クラスターが,MR群では方位反応,運動,状態の幅クラスターが予後推定に強く関与するものと思われた.

次に,ロジスティック回帰式から予測式を作り,この予測式に各症例のデータを適用して,どのくらいの精度で,予後予測できるかを調べた.その結果,正常群94.3〜96.5%,CP群57.1〜88.2%,MR群46.7〜79.5%,と経時的に精度は高くなり,修正年齢4週時(3回目評価)の検査では92.2%だった(表5-3).

その後の低出生体重児292例を対象とした統計学的解析[14)]においても,逐

表5-2 多項ロジスティック回帰分析による正常発達群に対する精神運動発達遅滞群と脳性まひ群の有意なNBASクラスターのオッズ比(95%信頼区間)

	NBASクラスター	NBAS 36	NBAS 40	NBAS 44
精神運動発達遅滞	方位反応		0.88(0.82〜0.95)	0.38(0.69〜0.89)
	運動	0.87(0.78〜0.97)	0.84(0.74〜0.96)	0.78(0.58〜0.81)
	状態の幅			0.89(0.80〜0.99)
脳性まひ	方位反応	0.82(0.68〜0.99)	0.88(0.80〜0.99)	
	運動	0.77(0.61〜0.97)	0.77(0.63〜0.94)	0.52(0.36〜0.76)
	自律神経系の安定	0.77(0.63〜0.95)		
	誘発反応		1.09(1.02〜1.16)	1.25(1.11〜1.42)

表5-3 多項ロジスティック回帰モデルを適応した判別分析の結果

	NBAS 36	NBAS 40	NBAS 44
正常	96.2	94.3	96.5
精神運動発達遅滞	46.7	54.1	79.5
脳性まひ	58.3	57.1	88.2
Overall percentage	82.9	82.7	92.2

正常群では94.3〜96.5％，精神運動発達遅滞群では46.7〜79.5％，脳性まひ群では57.1〜88.2％の割合で判別可能で，全体の判別精度は82.7〜92.2％であった．

次変数増減選択法で自律神経系の安定，運動，誘発反応の3つのクラスターが脳性まひの予後診断に強く関与していた．

長崎みなとメディカルセンター市民病院でNBAS評価を実施したハイリスク児127名を対象としたNICU新生児の予後調査[15]結果でも脳性まひ群と正常群間で運動クラスターと誘発反応クラスターにおいて統計学的に有意差を認めた．この結果，脳性まひの予後予測には，神経学的検査からなる誘発反応クラスターと自発運動や姿勢筋緊張との関連性が強い運動クラスターが重要と思われた．

以上の研究結果から，統計学的には方位反応，運動系，自律神経系の安定性，誘発反応クラスターで有意差を認めた．

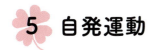

5 自発運動

自発運動（general movements；GMs）は新生児行動評価の過程でも観察できるが，Prechtlら[16]およびCioniら[17]は，新生児期の自発運動の定性的・定量的な評価所見は，脳障害の予後との関係が強いと報告している．

自発運動はquiet & active alert state（"状態" 4）およびactive sleep state（"状態" 2）を通して15分以上観察する．

正常なGMsは，四肢のいずれかの部分からはじまり次第に体全体をスムーズに動かしていく．運動は大きくなったり小さくなったりし，速度も速くなったり遅くなったりする．手足の屈曲や伸展は複雑で数十秒から数分続く，動きは"優雅でなめらか"と表現される[18]．

異常なGMsはhypokinesis（自発運動が少ない），poor repertories（運動が定型的で，大きさ・速度が単調），cramped synchronized pattern（四肢を同時に痙攣様に動かす，動きは硬くぎこちない），tremulous movements（振戦

運動）が挙げられる．

小西[19]によるとGMsの着眼点は，①運動の振幅，②速度，③性質，④連続性，⑤空間性，⑥始まりと終わり，⑦手・指の動きなどである．

正常なfidgety movementsは頸，体幹，四肢の小さな振幅で，適度に速度が変化する，円形の，優雅な運動の継続的流れと定義される．これらは，注視したり，むずがったり，啼泣しているとき以外の覚醒時に観察できる．正常児のGMsは生後6〜9週でwrithingパターンからfidgetyパターンへ変化し，14〜20週で次第に少なくなる．

Prechtlら[16]は，周産期に脳障害のリスクをもつ130例を対象に，出生後毎週1時間，退院後3〜4週ごとに15分間，自発運動をビデオテープに記録し，2年後の発達予後との関連について分析した．その結果，正常なfidgety GMsを示した70例中67例（96％）が正常発達で，fidgety GMsが異常または欠如していた60例中57例（95％）が神経学的異常発達であった（49例が脳性まひで，8例が発達遅滞または微細な神経学的徴候を示した）．fidgety GMs評価の特異度，感度は，それぞれ96％，95％で，脳の超音波画像診断の83％，80％よりも高かった．

Cioniら[17]は，未熟児におけるGMs観察と2年後の神経学的発達予後との関連について，感度，特異度，陽性および陰性反応適中度とも，神経学的診察法よりも高く，とくに，感度と陰性反応適中度は，修正週数38週から56週にかけて100％だったと報告している．

私たちは新生児行動評価に自発運動と姿勢反応の評価項目を新たに加え，評価を実施している．その結果，予後との関連性については，未熟児78例中5例が脳性まひとなったが，修正胎齢36週以降の評価で1例を除き脳性まひを予測診断できた．

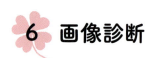

6 画像診断

画像所見は，頭蓋内出血，血流障害，脳奇形などの診断に欠かせないが，能力障害とは必ずしも一致しない．痙直型片麻痺や両麻痺，アテトーゼ型脳性まひの病巣を，CTやMRI検査で明確にすることができない症例もあれば，大きな病巣があるにもかかわらず，行動能力障害は極軽度の症例もある．画像所見と併せて，新生児期からの臨床経過が発達予後診断にとって最も価値あるものとなる．

藤村[20]は，早産児の脳室内出血（IVH）と脳性まひとの関連性について，

脳室上衣下出血に比べて脳室内出血，片側の脳室内出血に比べて両側の脳室内出血，さらに脳室内出血と脳室拡大の合併が，発達上のリスクを高める傾向があるということを明らかにしている．また，脳実質出血では，約30%が正常だったが，約70%は痙性麻痺を示し，脳実質出血例の予後は厳しいと指摘している．さらに，未熟児・成熟児を対象にした調査[21]によると，脳室内出血を合併しない新生児期頭蓋内出血の発達予後に関しては，12%が脳性まひとなっており，実質出血の1/3が精神遅滞を残したと述べている．

鈴木[22]は，未熟児の脳室周囲白質軟化症（PVL）と脳性まひとの関連性について，頭部エコーでPVLと診断した32症例の検討[23]で，1歳半以上で発達評価を行った28例中24例（86%）が脳性まひとなっており，対称性病変を有した17例中全例が脳性まひで，非対称性病変例では11例中7例が脳性まひで他の4例は正常であったと報告している．そして非対称性病変例での正常発達は脳の可塑性で説明できると述べている．

Cioniら[17]は，リスクを伴う未熟児66例について超音波所見と2年後の神経学的発達予後との関連を報告している．66例中10例は異常所見がなく，正常発達を示した．27例が重度脳損傷所見（IVH Ⅲ，PVL Ⅱ～Ⅳ）を有し，そのうち4例が正常発達を遂げ，23例は神経学的異常発達を示した．一方，軽度脳損傷所見（IVH Ⅰ～Ⅱ，PVL Ⅰ）を有した29例中19例は正常発達を遂げたが，10例が神経学的異常発達（4例は軽度，6例は重度）を示した．

新生児期での診断例を以下に示す．一卵性双生児の一絨毛膜，二羊膜性双生児で，双胎間輸血症候群（双胎間に血管の吻合が存在）を伴っていた．生下時体重1,346g，在胎週数29週6日，アプガールスコア6点/1分，6点/5分であった．修正胎齢39週のCT検査，40週の超音波検査で，両側性PVLと診断された症例であった．

新生児行動評価では，運動，補足項目および誘発反応クラスターで回復が遅延した．

修正年齢37週，40週時の姿勢緊張の評価では，腹臥位で姿勢緊張の亢進があり，頭を自由に動かすことができなかった．斜め宙吊りテストでも，後弓反張，両下肢伸展などの姿勢緊張の亢進があった．

自発運動の評価では，上肢に左手関節背屈，右手関節掌屈を伴った型にはまった運動や，振戦と攣動性を伴った両腕，両脚の突発的な過度の運動が観察され，下肢では左足関節内反を伴った定型的な自発運動や，下肢全体の屈曲位または伸展位でのロック現象が観察された．修正胎齢37週，40週とも病的所見が継続して観察されたが，修正年齢4週時には腹臥位での姿勢緊張と上肢の自発運動に改善が見られた．

この事例では修正胎齢40週の時点で痙直型両麻痺と診断し，告知と同時に療育を開始した．脳の可塑性を生かすためにも，超早期診断と超早期療育が重要である．

7　早期診断におけるまとめ

　新生児期での脳性まひの診断は重度障害を除いて困難であるとはいえ，上述した行動学的および神経学的評価，自発運動および姿勢反応の評価に加え，画像診断，脳波所見などの総合的評価により，高い確率で予後診断を下すことが可能である．

　しかしながら，これらのデータにおいて統計学的に有意差を認めるものの，中～軽度脳性まひ児の個別的予後診断はなお困難を伴い，見落としがあるので，ハイリスク児に対しては運動療法など療育指導下に経過観察の必要がある．

　療育の段取りがあってのことであるが，新生児期あるいはその後の発達過程で診断が明らかになれば，率直に病態を告知し，療育指導とともに，その後の発達予測や二次障害などについても説明すべきである．

　新生児期からの療育介入は学童期，青年期，成人期，高齢期を通したリハに好影響をおよぼすものと推察される．

8　早期発達ケア

　NBASは脳性まひの早期診断に有用であると同時に，早期発達ケアへの導入を容易にする．言い換えれば，NBASは脳性まひ早期診断の手段になると同時に早期治療の手がかりともなる．一般的に脳性まひの早期診断において病的な異常所見に目を奪われて，潜在的な正常機能に対する正当な評価がおろそかになりがちである．

　前川[24]は，BrazeltonのNBASを評して，動物新生児神経学から人間新生児神経学への一エポックをなすと述べているが，出生時期から個々の新生児を個性ある人間としてとらえ，行動のbest performanceを評価するやり方は素晴らしい．なぜならば，発達障害児の診察にあたって，何ができるかというpositiveな能力を見抜くことが，治療にとってもっとも重要な事柄であるからである．

胎児，新生児の生体機能は自律神経系，運動系，状態系，注意／相互作用系および自己調整系のサブシステムからなり，これらはしばしば相互作用的であるか，支援的，保持的パターンで結託して存在するので，Alsは発達のこの観点をsynactive model（共作用モデル）と名づけている[25, 26]．

　正常児では，新生児期に上述の4つの系（自律神経系，運動系，状態系，相互作用系）の組織化が進み，自己調整行動を発揮して環境との相互作用をうまくはかることができ，順調に発達する．ハイリスク児や脳性まひ児においては，これら新生児行動の組織化に向けた療育支援が必要となる．

　Alsの早産児行動評価法（assessment of preterm infant's behaviour；APIB）[27, 28]は，早産児に対する評価法としてNBASを発展させたものである．

(A) タッチポイントでの母子介入

　脳性まひの早期発達ケアを記述するにあたりBrazeltonが推奨するタッチポイントでの先行的母子介入[29, 30]に触れておきたい．

　Brazeltonは未熟児のほか，アルコール中毒，麻薬中毒，エイズ（acquired immunodeficiency syndrome；AIDS）などリスク・インファントが多発する傾向にある現代において，脳障害児の発生予防と教育的な早期介入の必要性を述べている．一般的な親子間早期介入のタッチポイントとして，妊娠7ヵ月頃，新生児期，生後3～12週，生後4ヵ月，生後6ヵ月，生後12ヵ月をあげている．

　先行的母子介入の要点は，発達の節目において，あらかじめ対応のあり方を両親に示すことである．脳性まひ児において，運動麻痺を伴わない児よりも，行動発達のタッチポイント通過時期は遅れるが，本来の行動発達に関する知識をもつことは意義深いものがある．

第1のタッチポイント（妊娠7ヵ月，胎児との相互作用）

　妊娠7ヵ月頃は，母親が胎動をよく認識し，子どもとの相互行動意識が強まる時期なのでタッチポイントとしてすぐれている．両親にとっても，実際に育児の困難に直面する前に，保健医療面で信頼できる相談相手を確保しておくことは，利点が多い．

　筆者の胎動聴取から印象に残ったことをここに記しておきたい．胎児の運動発達において，自発運動や原始反射を胎動として感じとることができる．

　頭位の胎児の動きとしては，上腹部で蹴り運動を，下腹部で手の動きや頭部の動きを感じとっているが，その他シャックリ運動がしばしば感じとられている．上肢（手）の動きは複雑，多様で，もにょもにょ，ぴくぴく，ぽこぽ

こ，パンチ様運動などと表現されていた．体幹の動きは背伸びや背中の動きとして，頭部の動きは膀胱への頭突きと表現されていた．骨盤位の胎児では膀胱あたりで蹴り運動が感じとられていた．また，Moro反射様の動きを夜寝静まった頃お腹のグル音や外部からの金属音などに対する反応として感じとっていることがある．演奏会でもMoro反射が起きるので妊婦はおちおち出席できないと聞いたことがある．両親の会話などに対応した胎動の変化も感じとられていた．

　上腹部での蹴り運動は一般的に強いようであるが，出産途中も蹴り運動を感じとったという母親がいた．Milaniによると，Moro反射は分娩時までに最高度に発達し，オギャーという第一声を伴った第一呼吸に大きく関与するという．また，起立反射(standing reflex)は胎内で推進運動(propulsion)として発達し，分娩機転では子宮底を蹴り上げ，頭部を子宮口へ推し進める役割を果たし，母親の分娩に主体的に協力していると解釈している．

　さらに，胎動を通した胎児と母親とのコミュニケーションがとられていて，感情の表出をうかがい知ることができた．にぎやかな環境や楽しい雰囲気ではよく動いたり，静かになったりした．父親の声かけやお腹のさすりに反応してよく動いたり，母親の語りかけに静かになったりすると聞く．

第2のタッチポイント（出生時，新生児の適応能力）

　新生児期での先行的介入は，新生児の行動能力に対する養育者の感受性を高めさせるためのもので，新生児の行動能力，とりわけ，児から環境への働きかけ能力とそれらへの適応能力に関する基礎知識を与えることにある．新生児は自分の殻のなかに閉じ込もっているのではなく，すでに環境とかかわる相互作用能力を有していて，周囲の人や物に対して積極的な働きかけをしている．新生児行動評価を介して新生児の諸行動に関心をもつと同時に，新生児を個性ある人間としてとらえることは児の自然発達の大きなエネルギー源となる．脳性まひ児において，ややもすれば病的異常所見に目を奪われ，潜在的に存在する行動能力を感受できないままいたずらに時を過ごすことになりかねない．

　ヒトの中枢神経系はすばらしい可塑性を有すること，一方，環境刺激に対する高感受性が現れやすい．この知見に基づき，新生児集中治療室（NICU）での聴覚，視覚，運動感覚の過剰刺激を減らし，後障害や入院期間を改善することができる．NICUに両親を受け入れることによって，両親もまた，感受性の高い傷つきやすいこどもを，家庭でどう扱えばよいか理解し準備できる．

第3のタッチポイント（生後3〜12週間，泣きの問題）

生後3〜12週間の先行的介入は泣きの問題と自己調整である．

子どもが泣いているときに親の反応を観察し，子どもの訴えに対する親の感受性を評価したり，なだめへの取り組みを観察する．支援者が子どもと親の行動に感受的であれば，子どもの自己調整（泣きの自己制御）の獲得に向けて，親の心の準備を促すことができる．

夜泣きは，自己調整機能の発達段階の一つのステップであり，感受性の高まりの証拠でもある．泣きは，より人間的な成長を示す生後2〜3ヵ月の発達の礎でもある．

第4のタッチポイント（生後4ヵ月，哺乳問題）

生後4〜5ヵ月の子どもは，認知の発達につれ，哺乳びんの半分くらいまで飲んでしまうと，不意に飲むことに関心がなくなり，ミルクを与えてくれる人の顔や哺乳びんから目を離し，他の対象物に焦点を合わせる．これは視覚の認知機能の発達によるもので，生後3〜4ヵ月で遠くのものも見えるようになる．生後4〜5ヵ月は，離乳に取り組むには早すぎる時期であり，子どもの興味が他に移らないように部屋を暗くするなどのアドバイスを行う．これは一時的な現象であって順調な発達過程の良い徴候でもある．

第5のタッチポイント（生後6ヵ月，睡眠問題）

経験豊富な支援者は，生後9〜10ヵ月時の頃，それまでよく眠れていた子どもが，夜間に何度も起きてしまうことで，親が不安やストレスを持つだろうということを予測している．子どもが健康に育ち，つかまり立ちで遊ぶようになった後にみられる．立ち直り反応が最高度に達する時期と一致する．このような睡眠問題は一時的で，近々（数週間以内に）歩き出すだろうという子どものサインである．親は，このような事実を知ることで，迷惑な睡眠妨害を受容することができる．

夜中に騒ぎ立てることや寝ぐずり，睡眠周期の乱れなどの子どもの退行は，家族を混乱させ，次の発達への不安を招く．一方で，支援者との関係性を深める上では価値のある機会となる．この年齢の子どもは，他のどの時期よりも昼間の睡眠に時間を費やし，そのため，子どもが夜間に頻繁に目を覚ましてしまうことは不思議ではない．

6ヵ月健診で，新たな次の発達段階の前兆として睡眠の問題を警告されていたならば，親は子どもの睡眠問題を切り抜けることができるようだ．支援者は，親に建設的に子どもの行動に対する理解の仕方を与え，親自身で行動を形作る手助けとなるよう支援することができる．脳性まひ児ではこの時期は遅れるが，お座りやはいはいの獲得過程でも起こりうることである．

第6のタッチポイント（生後12ヵ月，トイレ・トレーニング）

排泄は平均3歳で自立するとされるが，生後12ヵ月での先行的指導は排泄の自立を促すことにある．

9 NICUからのハビリテーション（療育）

NICU（新生児集中治療室）から開始するハビリテーションの目標は，脳性まひ，精神遅滞，二分脊椎，先天性多発性関節拘縮症など発達障害児の早期評価に基づき，介入・治療を行い，発達促進を図ることにある．ここでは，脳性まひ児に対するリハ・アプローチについて述べる．

胎児，新生児の生体機能は自律神経（生理）系，運動系，状態系，相互作用系および自己調整系のサブシステムからなり，これらの系は相互作用的である．脳性まひ児において自己調整行動発達の支援がとくに重要である．

（A）自己調整行動発達の支援

正常児では，新生児期に上述の4つの系（自律神経系，運動系，状態系，相互作用系）の組織化が進み，自己調整行動を発揮して環境との相互作用をうまくはかることができ，順調に発達する．ハイリスク児や脳性まひ児においては，これらの新生児行動の組織化に向けた療育支援が必要となる．

未熟児などハイリスク児や脳性まひ児では環境への適応障害としてストレス徴候が出現しやすく，それらは自律神経系，運動系，状態系，相互作用系に反映される．

とくに相互作用で注意力のある状態を維持しようとするとき，その代価として他の系にストレス徴候が出現するので，過剰な刺激や強い刺激はさけなければならない．視・聴覚刺激を同時に与えるのではなく，みつめかけ刺激，あるいはソフトな音刺激を単独に，個別に与え自己調整行動を強化する必要がある．

ケアとハンドリングによってストレス行動を安定行動へと導く手立てを図示した[31]（図5-11）．

脳性まひ児では刺激に対する高感受性が現れやすい．一方，低感受性に見えることもあるが，これは反応の表出をシャットダウンしているのかもしれないし，反応を起こせないほど重度な障害であるのかもしれない[32]．新生児の中枢神経系の可塑性を生かした機能回復に向けて，適切な環境設定や相互作用を図ることが重要となる．目標は自己調整行動の支援である[33]．

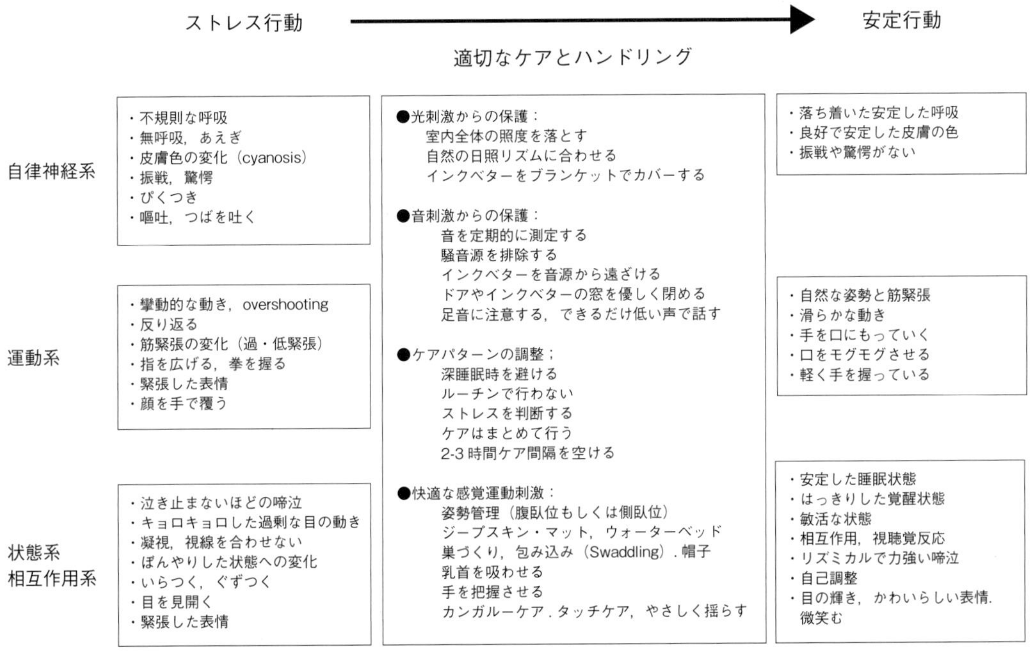

	ストレス行動	適切なケアとハンドリング	安定行動
自律神経系	・不規則な呼吸 ・無呼吸,あえぎ ・皮膚色の変化（cyanosis） ・振戦,驚愕 ・びくつき ・嘔吐,つばを吐く	●光刺激からの保護： 　室内全体の照度を落とす 　自然の日照リズムに合わせる 　インクベターをブランケットでカバーする ●音刺激からの保護： 　音を定期的に測定する 　騒音源を排除する 　インクベターを音源から遠ざける 　ドアやインクベターの窓を優しく閉める 　足音に注意する，できるだけ低い声で話す	・落ち着いた安定した呼吸 ・良好で安定した皮膚の色 ・振戦や驚愕がない
運動系	・攣動的な動き,overshooting ・反り返る ・筋緊張の変化（過・低緊張） ・指を広げる,拳を握る ・緊張した表情 ・顔を手で覆う	●ケアパターンの調整： 　深睡眠時を避ける 　ルーチンで行わない 　ストレスを判断する 　ケアはまとめて行う 　2-3時間ケア間隔を空ける	・自然な姿勢と筋緊張 ・滑らかな動き ・手を口にもっていく ・口をモグモグさせる ・軽く手を握っている
状態系 相互作用系	・泣き止まないほどの啼泣 ・キョロキョロした過剰な目の動き ・凝視,視線を合わせない ・ぼんやりした状態への変化 ・いらつく,ぐずつく ・目を見開く ・緊張した表情	●快適な感覚運動刺激 　姿勢管理（腹臥位もしくは側臥位） 　ジープスキン・マット，ウォーターベッド 　巣づくり，包み込み（Swaddling），帽子 　乳首を吸わせる 　手を把握させる 　カンガルーケア，タッチケア，やさしく揺らす	・安定した睡眠状態 ・はっきりした覚醒状態 ・敏活な状態 ・相互作用,視聴覚反応 ・リズミカルで力強い啼泣 ・自己調整 ・目の輝き,かわいらしい表情, 　微笑む

図5-11　各行動系のストレス行動，安定行動，適切なケアとハンドリング

　児の安定したベースラインとは，しっかりした睡眠状態，または落ち着いた敏活状態のいずれかからなる．児の自律神経系，運動系そして状態系を利用して，このベースラインを維持しようとする．これらをどう利用するか，その程度とレベルが自己調整系の行動指標[28]として表される．

　自己調整のscoringはAPIB(assessment of preterm Infants' Behavior)[28]の9段階で評価される．参考のため，レベル1，3，5，7，9を以下に示す．

> 1. 調整バランスを失うことなく，よく調整された覚醒状態か静かな睡眠状態のいずれかを自分自身で容易に維持する．
> 3. 児は自分自身を維持し，バランスを取り戻す一貫した努力をし，時々いくらか困難を伴うとはいえ，一般的にそれを果たすことができる．
> 5. 児は自分自身を維持し，バランスを取り戻す努力を繰り返す．それらの結果はまちまちで，いくつかは成功する．
> 7. 児は自分自身バランスを維持し，取り戻す努力をするが，それらは不成功に終わる．
> 9. 自己調整行動の努力は認められない，児は本質的に取り扱いに反応しない，自己調整はみられない．

AlsのAPIBは早期産児に対する評価法としてNBASを発展させたものである．脳損傷を伴うハイリスク新生児や低出生体重児に対するケアにおいて，過剰刺激を避け，安定行動を強化するアプローチが求められる．救命治療のためのNICUの環境は，医療ケアをはじめ過剰な雑音，光など過剰刺激によりストレス行動を起こしやすく，母子相互作用を阻害しやすい．特に，低出生体重児において，NICU環境を子宮内環境にいかに近づけるかが課題である．20年前に訪問したBostonのBrigham and Women's Hospitalでは，NICUの機器雑音は一切消してあり，睡眠中の保育器には暗幕がかけられていた．

(B) 母子相互作用の支援

　Ludington-Hoeら[34]は24週で出生した極低出生体重児がカンガルーケアで奇跡的に回復したことを述べている．必死の治療にもかかわらず，もう助かりそうにないと思われたとき，サヨナラを言うチャンスを母親に与えるために，その児を彼女に抱かせ，看護師たちはその場を去り，2時間後に戻った．母親は児を裸にして，露出した胸の中にじかに抱きつづけていたが，驚いたことに生命徴候は血中の酸素，二酸化炭素レベルが改善，血圧はより安定し，呼吸運動も少しは楽になっていた．

　カンガルーケア[35]は1979年にコロンビアのボゴダで保育器が足りないために始められた．生後数日たった低出生体重児をオムツをつけただけで母親の裸の胸に立位で向かい合わせに抱き，肌と肌を直接接触させ，その上をシャツや毛布でおおって育てる方法である．

　抱きかかえ（胸と胸の抱き合わせ）はハイリスク児の不安定性（ストレス行動）を安定行動へと導き，母子間のみつめあいを強化し，愛着行動へと発展する．さらに，立て抱きの抗重力姿勢は前庭器の刺激となり，覚醒レベルを高めるため，相互作用の強化にもつながるとともに，headコントロールはじめ初期の立ち直り反応（抗重力姿勢反応）の発達を促す．

　母子相互作用の支援は抱きかかえることから始まるといっても過言ではない．

　早期介入はNICU内で開始するが，発達支援のコアとなる新生児，スタッフ，両親の三者を"NICU family"と呼びチームワークが重要となる．

　児の状態が落ち着いていれば，カンガルーケアと並行して母乳育児を指導し，さらに父親のカンガルーケア導入により両親の積極的な育児参加を促す．NICUからの退院に先立ち，母子同室[31]での育児指導を実施し家庭療育に備える．また，障害児のNICUから在宅療育への移行において，訪問看護など個別的な療育支援を整えるべきである．

ハイリスク児のなかには，重症の心身障害児も含まれ，重症感からhopeless babiesとして寝たきりにされがちだが，新生児期から個々の人格を尊重した積極的なケアが重要である．

　生後1ヵ月の頭蓋内出血による重度脳性まひ（痙直型四肢麻痺）が植物人間の診断で紹介されてきたことがあるが，家族一丸となった積極的な取り組みで，地域の小，中学校を卒業，楽しく作業所で生活できている．感情発達はしっかりしており，body languageでコミュニケーションできる．

　新生児期に診断可能なものは告知すべきである．療育の心は，新生児行動評価において，個々の新生児を個性ある人間としてとらえ，諸反応，行動を最大限に誘発し，最良の反応，行動を評価するやり方の中に見出すことができる．脳性まひ児や精神遅滞児の診察にあたって，何が異常かを見抜くことより，何ができるかというpositiveな能力を見抜くことが重要である．脳性まひ，精神遅滞となる可能性の強いハイリスク児に対して，発達評価すなわち療育という大原則が存在する．健常児は神経回路網の成熟に基づき自然発達するが，脳障害児では感覚-運動学習により神経回路を修復しなければならない．さらに，脳性まひにおいては痙縮，不随意運動，運動失調，緊張性姿勢反射，感覚障害などが，精神遅滞においては，主体性の乏しさ，低筋緊張，異常行動などが，感覚-運動学習，行動能力獲得の阻害因子となる．早期からの行動体験による感覚-運動学習のための発達ケアが必要である．

(C) 運動行動の発達支援

　新生児期から抗重力筋の筋力強化と立ち直り反応の発達促進が肝要である．

　抗重力筋については前述したが，正常な新生児は腹臥位におかれたとき，頭半棘筋，僧帽筋などの働きで顎を持ち上げ，気道を確保するだけの頭部コントロールが可能である．下肢では母趾外転筋，長母趾屈筋，ヒラメ筋などの働きで特徴的な母趾での蹴り運動が観察される．

　上肢および上肢帯の抗重力筋は肩関節挙上筋としての三角筋，棘上筋が両上肢機能発達の要となり，頭部の抗重力筋としては咬筋，側頭筋が口腔機能，言語機能発達の要となる．ハイリスク児や脳性まひにおいても，新生児期からの抗重力姿勢保持の体験が，抗重力筋強化と立ち直り反応の発達に欠かせない．

　Bobath, B.[36, 37]は脳性まひ早期治療のねらいとして，①正常姿勢反応および支持と運動コントロールのための抗重力筋を発達させること，②異常姿勢反応と異常姿勢緊張の発達を妨害すること，③後に自立して食事をとっ

たり，衣服をきたり，洗うのに役立つ機能的な感覚−運動パターンをハンドリングや遊びの手段によって子どもに与えること，④拘縮や変形を予防すること，の4つをあげ，治療は子どもが彼の十分な潜在能力を発達させるのをせいぜい助けることができ，もしも異常パターンが確立する前に治療が開始されるならば，もっとも普通の方法で彼の潜在能力を彼が組織化するのを助けることができると述べ，早期治療の意義を強調している．そして特殊な治療テクニックと子どもをハンドリングする方法は，正常姿勢反応の形で能動的運動を獲得すべく計画される．

　脳性まひ児に対する理想的な治療効果をあげるには，新生児期より療育を開始することが重要である．

ポジショニングとハンドリング

　発達学的視点から，早産児や脳損傷を伴うハイリスク新生児，フロッピーインファントなどでは，新生児期におけるポジショニングが発達促進に重要な役割を果し，早産児においてはNICU環境を子宮内環境にいかに近づけるかが課題となる．Ludington-Hoeら[34]は，24週で出生した極低出生体重児がカンガルーケアで奇跡的に回復したことを述べているが，示唆に富む取り組みであった．

　新生児のポジショニングとは，単なる姿勢や肢位を意味するのではなく，新生児行動の組織化を促進させることを前提にしたものである．重力に抗した姿勢反応と運動行動の発達は胎内でも可能であるが，浮力によって重力の作用は軽減された状態にある．早産児であれ正期産児であれ，出生後は真に受ける重力の影響下で姿勢反応の発達とともに胎児運動行動[38]を再学習することになる．子宮内ではスムーズに行えていた胎児の運動行動も，子宮外の重力の影響下においてはままならない．児の運動行動力に応じて重力の影響を分散させるポジショニングが求められる．

　ハイリスク児や脳性まひ児に一定の臥位を取り続けさせることは，緊張性反射活動（緊張性迷路反射，緊張性頸反射，連合反応，陽性支持反応，陰性支持反応）の影響により病的共同運動パターンを固定化し，正常な選択的感覚−運動パターン（自発運動）の学習を困難にする．さらにheadコントロールはじめ立ち直り反応やパラシュート反応，バランス反応の発達を阻害する．また不用意な刺激はMoro反射や非対称性緊張性頸反射（ATNR）を頻発させ，下位中枢支配の短絡神経回路を強化する結果，上位中枢支配の姿勢反応や随意運動の発達不全を引き起こす．

　2002年10月21～24日，ボストンのNBAS Trainer's Conferenceに参加したが，各国のPT, OT, 心理療法士が趣向をこらした巣作り（nesting）や

帽子などを紹介していたのが印象的であった．ポジショニングは，児の姿勢を固定するのではなく，能動的な運動行動，自発運動を得させやすくすることが目標である．頭部を高くして傾斜をつけた腹臥位をとらせたり，タオルやロールなどで工夫して肩甲帯，骨盤帯，四肢の動きをコントロールさせやすくする．

巣づくりは，外界との境界を作ることでストレスを軽減し，安静を保持するうえで有効である．

ハンドリングに関して木原[39]は以下のように述べている．児にストレスを与えやすい環境（NICU）の中で，理学療法士や看護師が治療やケアとして行うハンドリングは，児の扱い方によってストレスや侵襲を与える可能性があり，ストレスサインが出ないよう細心の注意を払わなければならない．

児のハンドリングでは，次の点を考慮する．
①冷たい手で触れない．
②十分な支持をしないまま身体をむやみに空中へ持ち上げない．
③四肢を屈曲し身体を丸く包み込むような姿勢（ホールディング）をとる．

これらを考慮した児にやさしい体位変換の方法を解説している．また，低筋緊張や緊張性姿勢反射に対応したポジショニングにおいて，発達レベルに応じて抑制や支持を緩め，感覚-運動体験ができやすいように頭部や手足を動かすことができる空間を広げることの大切さを示している．

運動療法

新生児期から生後6ヵ月間は自発運動と立ち直り反応の促通がとくに重要である．脳性まひ児は麻痺の強さに応じて，筋力弱化を伴っているため，運動療法では姿勢反応（立ち直り反応）の学習に併せて抗重力筋の筋力強化をはかる必要がある．

たくさん抱きかかえ，前庭刺激による迷路性立ち直り反応を促通する．前庭刺激をはじめ感覚刺激には覚醒レベルを高める働きがあり，高めに抱き上げるのが効果的である．抱くときは胸と胸を合わせたたて抱きとし，臀部をセラピストの手掌でしっかりと支え抗重力姿勢となるよう心がける．

頭部の立ち直り反応には迷路性立ち直り反応の他に，身体から頭部に働く立ち直り反応，目からの立ち直り反応があり，あらゆる感覚刺激を活用するよう心がける．さらに抱きかかえ時のみつめあいもheadコントロールの発達に有効である．

昼間寝かせるときは，背臥位のみでなく臀部に枕を当てた側臥位（90°，60°など），腹臥位など姿勢変換を心がける．

背臥位では傾斜マットを利用して肩甲帯を外転位とし，手指の自発運動を

促す.

腹臥位では胸腹部に厚めにしたタオルを敷き頭部を高くしてheadコントロールを促通すると同時に蹴り運動を促がす.

正常児を腹臥位におくと新生児期から母趾を使った蹴り運動を観察でき，生後6ヵ月になると体重支持の発達と併せて蹴り運動も強くなる．脳性まひ児においても四肢自発運動の促通が重要である.

さらに早期運動療法において，頭部に働く迷路性立ち直り反応のほかに，頭部や体幹に働く体幹性立ち直り反応の促通が欠かせない.

体幹がひと固まりとなって肩甲帯と骨盤帯間の回旋が困難な中〜重度の痙直性両麻痺型脳性まひにおいて，body derotative R. R. およびbody rotative R. R. の発達が阻害されやすい．迷路性頭部立ち直り反応とともに肩甲帯と骨盤帯間の回旋運動（分離運動，dissociation）を伴う体幹性立ち直り反応の促通が肝要である.

このようにして感覚-運動学習の基盤が培われていく.

原始反射の抑制と立ち直り反応の促通

原始反射（Moro反射，驚愕反応，ATNRなど）の抑制は環境の配慮や医療的ケアにおいてNICUからはかられるべきであるが，強く残存する症例がある.

とくにMoro反射，驚愕反応，ATNR，STNRなどの残存は立ち直り反応，バランス反応獲得の阻害因子となるため，原始反射を増長，固定化させないようにするため，早期から立ち直り反応の促通を目標とした運動療法が必要である.

■ 第5章の文献

1) 穐山富太郎・他：脳性麻痺の早期診断．総合リハ，**2**（2）：7-22，1974.
2) Köng E：Very early treatment of cerebral palsy. *Dev Med Child Neurol*, **8**（2）：198-202, 1966.
3) Köng E, Quinton MB：Course on Early ND Treatment of Cerebral Motor Disturbances. 講義録，1976.
4) 穐山富太郎：脳性まひ・精神遅滞の予防と家庭療育．医歯薬出版，2001.
5) 穐山富太郎：脳性まひのリハビリテーション／津山直一（監修）：標準リハビリテーション医学．pp233-251，医学書院，1986.
6) Prechtl H, Beintema D：Clinics in Developmental Medicine. Mac Keith Press, 1964.
7) Prechtl H：The Neurological Examination of the Full Term Newborn Infant, 2nd ed. Mac Keith Press, 1977.
8) Brazelton TB（原著）／穐山富太郎（監訳）：ブラゼルトン新生児行動評価　第2版．医歯薬出版，1984.
9) Brazelton TB, Nugent JK（原著）／穐山富太郎（監訳）：ブラゼルトン新生児行動評価　第3版．医歯薬出版，1998.
10) Lester BM：Data analysis and prediction/Brazelton TB（ed）：Neonatal Behavioral Assessment Scale, 2nd ed. Lippincott, 1984.
11) Nugent JK（原著）／穐山富太郎（訳）：赤ちゃんと家族のための新生児行動評価．ニシキ印刷，1989.
12) Peiper A：Cerebral Function in Infancy and Childhood：The International Behavioral Sci-

ences Series. Springer, 1963.
13) 穐山富太郎・大城昌平：新生児期の早期診断よりみた脳性まひの機能予後. 日本リハビリテーション医学会誌, **40**（2）：93-98, 2003.
14) 穐山富太郎・他：低出生体重児における脳性麻痺児のブラゼルトン新生児行動評価の分析. 日本リハビリテーション医学会誌, **38**（3）：211-218, 2001.
15) 里 幸子・他：NICU 新生児の予後調査について. 第34回九州理学・作業合同学会（長崎）, 2012.
16) Prechtl HF, et al.：An early marker for neurological deficits after perinatal brain lesions. *Lancet*, **349**：1361-1363, 1997.
17) Cioni G, et al.：Comparison between observation of spontaneous movements and neurologic examination in preterm infants. *J Pediatr*, **130**（5）：704-711, 1997.
18) 小西行郎・高谷理恵子：乳児の自発運動の発達. 小児科診療, **60**（5）：727-733, 1997.
19) 小西行郎：新生児行動からみた神経異常のスクリーニング. 周産期医学, **28**（5）：619-923, 1998.
20) 藤村正哲：早産児／佐藤 潔・他（編）：胎児・新生児の神経学. メディカ出版, pp374-394, 1993.
21) 藤村正哲・竹内 徹：新生児期の頭蓋内出血の頻度. NICU, **6**（春季増刊）：113-122, 1993.
22) 鈴木重澄：脳室周囲白質軟化症. NICU, **6**（春季増刊）：142-145, 1993.
23) 藤本伸治：新生児の PVL（periventrical leukomalacia）. 新生児医学体系小児医学の進歩, '92B：95-104, 1992.
24) Brazelton TB（原著）／穐山富太郎（監訳）：ブラゼルトン新生児行動評価 第2版. 医歯薬出版, 1984.
25) 森口紀子：早産児・新生児のケア／大城昌平・木原秀樹（編）：新生児理学療法. メディカルプレス, pp59-73, 2008.
26) 横尾京子：新生児の神経行動学的発達とアルスのサイナクティブ・モデル. *Neonatal Care*, **11**（11）：908-913, 1998.
27) Als H：A Synactive model of neonatal organization. *Physical and Occupational Therapy in Pediatrics*, **6**：3-4, 1986.
28) Als H, et al.：Manual for the assessment of preterm infants' behavior（APIB）. *Theory and Research in Behavioral Pediatrics*, **1**：65-132, 1982.
29) Brazelton TB：touchpoints：Your Child's Emotional and Behavioral Development. Addison-Wesley, 1992.
30) Brazelton TB（原著）／大城昌平（訳）：来日記念講演－特別寄稿. ペリネイタルケア, **28**（3）：320-325, 2009.
31) 穐山富太郎・他：特集脳性まひのリハビリテーション 乳幼児から成人まで－新生児臨床評価からみた早期介入. *MB Med Reha*, **35**：1-8, 2003.
32) Brazelton TB／川崎千里（訳）：ハイリスク児への早期介入. 小児保健研究, **53**（3）：373-376, 1994.
33) Blackburn ST, et al.：Assessment and management of neonatal neurobehavioral development／Kennner C, et al.：Comprehensive Neonatal Nursing. pp939-965, WB Saunders Company, 1993.
34) Ludington-Hoe S, Golant SK：Kangaroo Care. Bantam books, 1993.
35) 堀内 勁：カンガルーケアー新生児医療の新しい出発. 日本小児科学会雑誌, **101**（8）：1259-1262, 1997.
36) Bobath B：The very early treatment of cerebral palsy. Dev Med Child Neurol, **9**：373-390, 1967.
37) 穐山富太郎・他：脳性まひの早期診断・治療－予防をめざして. 医学のあゆみ, **101**（13）：875-883. 1977.
38) 穐山富太郎・他：ポジショニングの理論的背景－胎児, 新生児行動評価から. ネオネイタルケア, **16**（1）：10-16, 2003.
39) 木原秀樹：早産児・新生児に対する理学療法／大城昌平・木原秀樹（編）：新生児理学療法. メディカルプレス, pp160-167, 2008.

第6章

理学療法（運動療法）と家庭療育

 1 ファシリテーション・テクニック[1]

　正常児において，抗重力的な姿勢反応および運動行動の発達は順調にすすむが，脳性まひ児において，その発達は多少とも従重力的であり，姿勢の重心は床方向へ引きずり下ろされる傾向がある．このような抗重力的な姿勢反応の発達促通手技において，ある一つの姿勢保持に対する余分な支えは決して好ましくないが，長時間にわたる不良な姿勢での重力負荷は異常姿勢緊張の増強や変形・拘縮をもたらすため，家庭療育ではポジショニングやハンドリングを配慮する必要がある．

　Milani[2]は，脳性まひの主症状は姿勢と運動の発達異常であることを指摘し，正常乳幼児の運動発達過程において原始的で粗大な集団運動パターンは打破され，より成熟した選択的運動パターンを獲得していくが，中枢神経障害児は集団運動パターンの破壊と選択的運動パターンの再建の過程に混乱を生じ，多少とも集団伸展パターンと集団屈曲パターンの両頭政治の影響下におかれ，とりわけ痙直型脳性まひ児は痙縮が永久的に加重されてできるいくつかの運動パターンの制約を受けた，型にはまった運動行動の奴隷であると述べている．治療は上述されたパターン分析的症候の検討において観察されるような発達途上での混乱の矯正に重点をおくべきで，本質的にはBobathによって示される治療テクニックに基づくとしている．

　脳性まひ児の運動療法においては，出生時から個々の児を個性ある人間としてとらえ，潜在能力を引き出すよう努める必要がある．とくに重度の脳性まひ児はhopeless babiesとして寝かされがちになるが，命あるかぎり，精神機能があり，一生懸命に生きようとしている．彼らに対する発達支援は全人間的支援でなければならない．

　以下，運動療法についてBobath法，Rood法，Kabat法の概略を記す．

（A）Bobath法

K. & B. Bobath[3,4]のアプローチは正常児の発達機序にその基礎をおき，tonic reflex activityのover-actionを抑制すると同時に正常姿勢反応（立ち直り反応，パラシュート反応，平衡反応）を獲得させ，反射抑制運動パターンを用いて，正常な発達順序で発達を促通するすぐれた治療法を確立した．脳性まひ児に対するBobath法は，いわば，運動発達学の真理を基盤にもつ最も普遍的なアプローチであり，あらゆる治療テクニックの利点を包容しうるものである．治療概念と具体的な治療テクニックに関するBobathコースはロンドンをはじめ，世界各地で開かれ世界的に普及した．治療は，①痙直型や多くのアテトーゼ型における過緊張を弱めるための異常姿勢反射活動の抑制，②抑制によって得られた正常な緊張を維持し確実にするために，より正常な筋緊張を基礎にした潜在的な正常姿勢反射および選択的運動パターンの促通，③姿勢反射の増強と相反性運動活動の調整，の原則に基づいてなされる．異常姿勢緊張を軽減させると同時に，より正常な姿勢反応と感覚-運動パターンを促通させるため，key pointsからのコントロールがあらゆる姿勢において用いられる．低緊張や相反神経支配の障害を伴う失調型やアテトーゼ型，姿勢緊張の低い痙直型に対し，固有感覚および触覚刺激が，体重負荷，圧迫，圧縮，抵抗，プレーシング，各種のタッピング―テクニックとして行われる．

Collesは，治療が理学療法士，作業療法士，言語療法士のチームワークでなされるよりも，脳性まひセラピストによりなされるべきであることを示唆[5]し，短い理学療法の時間だけに依存しない，終日の治療計画を重要視した．Bobathの理念に基づく，N. R. Finieによる家庭療育，H. A. Müllerによる言語療法，M. B. Quintonによるベビー・ハンドリングはそれにこたえるものであった．E. Köng & M. B. Quintonは超早期治療のためのBabyコースをBernで開いた．

（B）Rood法

Roodのアプローチ[6,7]は，皮膚刺激にその特徴を見出すことができるとはいえ，運動行動の調整において身体的，自律神経的，精神的要素の相互作用を強調し，多角的なアプローチを試みた点で理学療法の分野にすぐれた足跡を残したといえる．

Roodは骨格筋機能発達順序を4つの発達レベルに整理し，発達のマイルストーンとしている．すなわち，足関節の背屈筋である前脛骨筋についていえば，非体重負荷時（臥位）での足関節背屈運動がレベルⅠ（mobilizing function),体重負荷時（立位）での足関節底屈筋との共同収縮による立位保持機能はレベルⅡ（stabilizing function），立位で身体を前後にゆらすバランス反応はレベルⅢ（heavy work），歩行運動時に石ころをよけたり溝を越えたりする足関節底屈筋群との協調運動はレベルⅣ（light work）に相当する．生命機能の身体的要素もこれら4つの発達順序にしたがって説明し，舌機能に関しては舌の押し出し運動がレベルⅠ，吸啜運動はレベルⅡ，嚥下運動はレベルⅢ，咀嚼運動と発語機能はレベルⅣに相当するとし，治療をこの発達順序に沿って進めている．さらに，反応系には身体的なものの他に自律神経的なものがあり，後者において，副交感神経系に関連した機能は持続性であるか進行性であり活動性に変動のない背景を用意するのでstabilizing functionに，交感神経系に関連した機能は内的外的環境の変化と関連があり，変化しやすく間欠的反応であるためmobilizing functionに類似しているとし，実際の治療面ではstabilityの促通に脊髄神経後枝支配域に対するstrokingまたは中間温度刺激効果や四つ這い位での頸動脈洞反射の効果が利用される．

　原始的なmobilizing functionの異常亢進状態にある痙縮は，運動を許すというよりもむしろ運動を制限し，stabilizing functionの発達を抑制する．痙直型におけるこの種の問題はstabilizing functionを促通し，活動的にすることによってアプローチされる．stabilizing functionに乏しいアテトーゼ型，失調型の発達促進でもmobilizing functionの抑制とともにstabilizing functionの促通が重要である．stabilizing functionの発達は順次，heavy work，light workの発達を促通するとしている．生理学的知識を基礎にしたRoodの具体的な促通手技については文献を参照されたい[6,7]．

　運動機能に関しては姿勢保持機能がstabilizing functionであるが，精神機能に関してはみつめかけ，集中力がstabilizing functionに相当する．

　脳性まひ治療の具体例として，たとえば四つ這い位保持（stabilizing function）の強化に，①頸動脈洞反射の効果，②脊柱をはさんだ背部のstroking（皮膚刺激），③四つ這い位での絵本読みの効果を期待している．

（C）Kabat法

　Kabat[8,9]らは固有受容性神経筋促通法（proprioceptive neuromuscular facilitation；PNF）を正常成人の諸反応および運動発達に関する神経生理学的知識を基礎にあみだし，その促通手技はKnott & Voss[10]により集大成されている．PNFで用いられる運動促通パターンは回旋運動を伴い，らせん的，対角線的であることを特徴とし，パターン運動の最初は回旋運動によって始

まり，遠位から近位に向かって運動が遂行され，その基本手順は用手接触，筋伸張，牽引と圧縮，最大抵抗，正常なタイミング，強化からなる．さらに，発達途上に現れる基本的諸動作が発達順序にしたがって，マット上動作として治療に用いられる．PNFテクニックは片麻痺や脳性まひの治療において，痙縮を増強したり，連合反応を誘発したりするため，不用意に応用することはできない．しかし，Levitt[11]はPNFテクニックの基本的な要素を脳性まひ児の治療にも適用しうることを強調し，その適応について論じている．不用意な手技は痙縮増強を招くが，多くのPNFパターンはBobathによって用いられる正常運動機能パターンと同じであり，望ましくない活動性はある程度コントロールされうると述べ，理学療法士が望ましくない異常活動性をコントロールすることができない脳性まひ児に対してはPNFテクニックの適応はないとしている．

協調運動を身につけたことのない，発達過程にある乳幼児の治療において，運動機能は個々の運動パターンexerciseよりも，より全身的な抗重力的行動学習のなかで体得することの方が重要であり，マット上運動により重きをおくべきである．

運動療法において，基本的な運動機能の学習場面で児を泣かせてしまうことがあっても仕方ないが，できる限り児が喜んで参加できるような取り組みが好ましい．児が遊戯やスポーツ感覚で楽しめるような感覚-運動学習を工夫すべきである．

たとえば痙直型両麻痺児において，長座位での随意的な大脳皮質レベルの足関節背屈運動が可能となっても，それがただちに立位機能に関与することはできない．脳幹(間脳，中脳，橋，小脳)レベルの姿勢反応や感覚-運動パターンの学習が必要である．随意的な足関節背屈運動の促通と併せて，歩行運動，三輪車こぎ，ジャンプ運動，プール療法，インラインスケートなどスポーツ療法(後述)を実施している．

2 家庭療育

運動療法の手技は家庭療育[12, 13]の中で活かされるべきである．呼吸法，歯みがき，摂食，トイレトレーニング，入浴，更衣動作，トランスファー(車いすから便器，床から車いす)など毎日の生活体験が重要である．

中～重度障害の脳性まひ児にとって，座位バランスやトランスファーの獲得は時間がかかるが，実生活に則した運動療法が重要である．端的な例を取

り上げると，座位バランス不良の中度障害児が取っ手つきのおまるに毎朝座ることで座位バランスの改善と排泄に成功したケースがある．一方，トランスファー困難な重度障害児に対して小学6年生まで運動療法を実施したが，実生活に則した運動療法でなかったため中学1年生からのバス通学でトランスファーに難儀したなどである．

以下，事例を通して家庭での取り組みを記述する．

事例1．(K.O.) 重度両麻痺型脳性まひ

極低出生体重児（生下時体重1,194g，在胎30週2日）．生後2ヵ月時のMRIで重度PVLの診断を受けた．修正年齢9ヵ月，motor age 4ヵ月の時点で当センターへ紹介されてきた．

紹介状によると，修正2週からNICUで理学療法士による運動発達介入が始まった．当時の所見として，自発運動良好，追視有り，自律歩行（-），プレーシング（+），腹臥位，背臥位とも屈曲肢位，handling response少し努力が必要だが有り，筋緊張正常範囲と記されていた．

【修正1ヵ月】立位支持で両下肢伸展，足内反を呈した．

【修正3ヵ月】無症状期から症候発現期に入ったと診断され，理学療法士による運動療法介入が本格化された．

【修正8ヵ月】座位不安定だが少しの保持は可能，頸部の緊張により全身の筋緊張に変動ありの所見で，両手支持，片手支持練習，ずり這い練習，立位保持練習などが実施されていた．

【初診時所見：1歳（修正9ヵ月）】

寝返り可能，腹臥位での軸回転不可，移動は背這いで少し可，座位保持困難．随意把握ができ，ビスケットを食べることができた．

言葉はウマ，マー，オバなど．

異常姿勢緊張として，両足にtonic graspingを伴い，opisthotonic posture（++），shoulder retraction（+）などが出現していた．

運動療法として，立ち直り反応，腹臥位バランス，座位バランス，はいはい運動などにとりくみ，立位保持のためのプロンボードを作製した．

【1歳2ヵ月時】家庭での取り組みとして，母親は牛乳パックを利用した端座位椅子を作製．父親はつかまり立ち用のテーブルを作製した（図6-1，6-2）．

摂食は手づかみを奨励し，2歳時にはスプーンで自立できた．排泄は座位バランス獲得のため，おまるを利用させ間もなく排尿可能となった（図6-3）．

【2歳半時】歩行運動学習のため歩行器（ゲイトトレーナー）を作製（図6-4）．ボツリヌス治療とHGC療法も開始した．

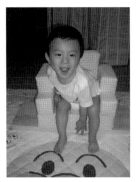
図6-1 牛乳パック端座位椅子

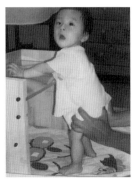
図6-2 つかまり立ちテーブル（父親による作製）

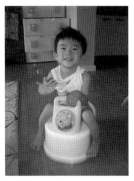
図6-3 おまる利用，2歳

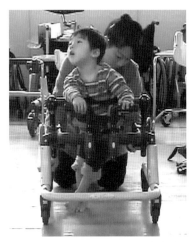
図6-4 ゲイトトレーナー歩行（両下肢交叉），2歳半

【5歳時】特例補装具としてハートウォーカーを作製．反張膝を伴うため，CBブレースを利用して歩行運動に励み，保育園への行き帰りは毎日ハートウォーカーで歩き，今も小学校登下校に利用し歩行速度も上がっている（図6-5）．6歳からはクラッチ歩行も練習中である．

保育園，学校生活にも積極的に取り組み，1歳から親子保育園でのデイサービス開始と同時に地域の保育園や幼稚園の親子支援にも通うステップを踏んで，地域の保育園に入園する．保育園ではさくら・さくらんぼのリズム運動に参加．小学2年生からはセシリア・ケスター[14]の体幹コア筋を活性化するエクササイズなども取り入れ運動療法との相乗効果が見られた．

当センターでは体幹の立ち直り反応および筋力強化には，頭部に働く体幹性立ち直り反応，体幹に働く体幹性立ち直り反応（Milaniのbody rotative

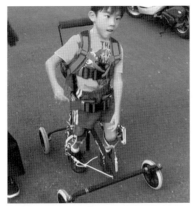

図6-5 ハートウォーカー歩行（登下校）

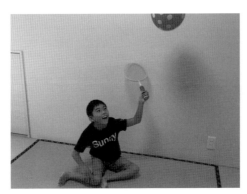

図6-6 風船テニス（横座り）

righting reaction）強化目的で，四つ這い位からの横座り，横座りからの四つ這い位運動（ライオン座り運動）を左右交互に行わせている．スポーツ療法としては，横座りでの風船テニス（図6-6，後述）を実施している．

　小学4年生の現在，主として四つ這い移動であるが，独歩をめざして膝立ち，膝歩き，腹筋強化訓練中である．本児は発達レベルに応じた運動療法，基礎運動訓練をあきらめることなく繰り返し行ってきた．

　運動療法は本児に関わるセラピストを中心に情報の共有，共通理解をしながら家庭療育の中で遊びを中心に楽しく継続できたことの効果か，幸いMoro反射，ATNRの残存が見られなくなっている．四つ這い運動時にいくらかSTNR（図6-7a，b）が出現する状況にある．図6-8a，bは現在の状況を示した．椅子に座ったり，下りたりは自由である．

　この秋は，雲仙絹笠山登山（片道1km）を目指しており，登山用ハーネスベルトを利用した介助登山に挑戦予定である．

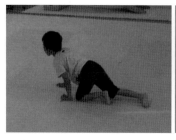
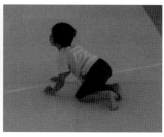

図6-7　四つ這い運動
　　　a：四つ這い，b：STNR匍匐

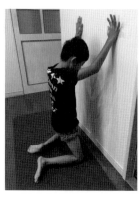
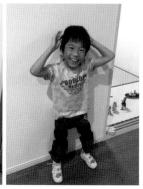

図6-8　現在の状況（小学4年生）
　　　a：膝立ち，b：壁立ち

　早期ケアとともに繰り返し楽しく運動療法をおこなってきたことで，シナプスネットワークの形成へつながった．シナプスネットワークは繰り返しの感覚-運動経験（万回運動）により新しいネットワークの形成や，再構築が期待できる．

　早期からのケアができれば一番良いが，いつからでも可塑性による機能回復は期待できるので，運動療法はあきらめず取り組んでいってほしいものである．

　遊びの中で家庭療育をすることで，本児の兄弟も一緒に楽しむことができ兄弟同士の触れ合いにもなり，お互い遠慮のないとても良い兄弟の関係がみられる．幼少期から地域の中で育てることで，たくさんの刺激や経験のできる環境が大きなプラスとなった．

　現在本児の母親である岡本恵子氏はインクルーシブ教育推進グループの代表として活躍中である．昨年のインクルーシブ教育セミナーにおける本児と

本児の兄の発表文章を以下に掲載する．

岡本湖心　大園小学校3年
「僕の学校と友達」
　ぼくは大園小学校の三年生です。「脳性まひ」という障害をもっています。みんなと同じように身体を動かすことはできません。でも、みんなと一緒に通常学級にいさせてもらえて嬉しいです。ぼくは、保育園の時から先生やお友達とたくさん遊んだり、ケンカをしたり、いずみっちに鬼のようにきたえられました（いずみっち＝担任の保育士です）。いっぱいみんなと一緒に怒られました。いっぱいみんなと一緒に遊びました。いっぱいみんなとチャレンジしました。先生やお友達にたくさん手を貸してもらって、楽しく過ごすことができました。だから小学校でも、特別支援学級じゃなくて通常学級に行きたかったです。学校に行くためにたくさんリハビリもしてきたけど、僕の体はまだまだ自由に動きません。身体は自由に動かないけど、気持ちはみんなと同じです。勉強もみんなよりできません。でも一緒に勉強もしたいし、負けたくないです。ぼくにもできる方法があるならやりたいです。だから、いっぱいいっぱい努力したいです。ぼくががんばっていると、みんな応援してくれるのでがんばることができます。たくさんの先生がぼくに声をかけてくれます。「おはよう」「リハビリがんばってね」「歩くの早くなったね」。いろんな先生が声をかけてくれると嬉しくなります。二学期、ぼくは掃除の班長になりました。社会科見学もリーダーをしました。ぼくが立候補したら「すごいねー！」「頑張ってね」「お願いね」とみんなが言ってくれました。自分にできることを一生懸命探して先生やお友達、お世話になっている人の役に立ちたいです。学校には大好きな友達がいます。友達がいるから楽しいし、きついこともみんなが協力してくれるからがんばれます。ぼくの目標は六年生までに歩けるようになって、みんなに見てもらう事です。みんなと一緒にいられるようにがんばります。先生方、いつもぼくの面倒をみて下さってありがとうございます。これからもがんばるので応援してください。ぼくの話を最後まで聞いてくださってありがとうございました。

岡本龍吾　大園小学校6年
「重度障害の弟と通う学校」
　ぼくは大園小学校の6年生です。ぼくの弟は重い障害をもっています。体が不自由なので、僕たちみたいに同じような動きをするのは難しいです。だから弟が幼稚園に行く時、同じ幼稚園に入る事は出来なかったので小学校は同じ学校へ行きたいと思いました。同じ学校に通いたい気持ちもあったけど、バカにされてしまうという不安も同じくらいありました。弟が入学してから周りからじろじろ見られたり、「あれがお前の弟なの？」と言われることが何度もあって悲しくなりました。でも、入学してだんだんみんなと過ごす時間が増えていくと弟も学校に慣れて周りの人も弟の事が分かって優しくしてくれていました。その時は不安が少しなくなり、とても嬉しかったです。僕にはいつもケンカをしている友達がいました。でも、その友達は弟が歩いていると「こころ。がんばれーー！」や「お前の弟がんばっとるぞ！」といつも応援してくれて、本当は優しい人だったんだ！と気づくことができました。そんなことが少しずつ増えて行きました。弟の事で先生や友達と会話が増えていきました。弟が入学する時は不安でいっぱいだったけど、入学してから今までイジメにあっていないので安心しています。一緒の学校に行って、みんな

が知ってくれたからです。もし別々の学校だったらずっと弟の事を不安に感じていたかも知れません。僕の気持ちを正直に言います。本当は弟と手をつないで学校に通うことに憧れていました。周りの友達も兄弟で手をつないで通っています。兄弟でサッカーをしているのをみて羨ましく思います。みんなと同じようにはできないかもしれないけど、弟がいつも頑張ったり、楽しそうにする姿を見て励まされたり、勇気や笑顔をたくさんもらっています。同じくらいケンカもします。弟を見ていると負けたくないな、と思います。友達の家とは違うけど、弟が障害があることでいろんな人と知り合うことができました。2年生にダウン症の子がいます。すごくかわいくて、縦割り班が同じになった時嬉しくてその時間がくるのが待ち遠しくてたまりませんでした。いろんな人と知り合えていたから、特別支援学級の友達とも僕は気にせず遊びます。弟が教えてくれたのかなぁと思います。この場を借りてこうして発表したり経験することができたのも弟がいたからだと思います。弟には一番、努力することを教えてもらいました。重い障害があってもできることはたくさんあるし、逆に僕たちに教えてくれることもたくさんあります。だから同じ学校に行っていろんな人に知ってもらうことができて、本当に良かったと思います。

事例2．（O.K.）重度両麻痺型脳性まひ

超低出生体重児（生下時体重520g, 在胎23週）, 重症PVL, 気管支軟化症（気管切開術後）, 慢性肺疾患, ウエスト症候群, 弱視.

【初診時所見：10ヵ月（修正6ヵ月）】

【修正9ヵ月】垂直位抱きで頭部を正中位に保持できたが，寝返り，ずり這い不可だった．

【2歳】胸椎装具付両長下肢装具を作製，headコントロールは自遊自在で補助した．

【2歳6ヵ月】座位保持装置を作製，座位バランス獲得をめざした．

以下，発達経過をインクルーシブ教育セミナーにおける母親仰木真樹氏の発表からその要旨を抜粋する．

気管支軟化症は3年で克服できたが，ウエスト症候群治療の副作用で拒食症に陥り，胃瘻を造設せざるをえない状況となった．3歳時，保育園入園を決意，しかし入園式の翌日てんかんが重積し，1ヵ月間の長期入院となってしまった．その入院中に園長先生はじめ，先生方のお見舞いを受けたが，重度障害を理由に入園を断られた．

それでも健常児たちと一緒に学ぶことは不可能なのかと，教育の選択肢をなくされてしまうのはあまりにも息子に申し訳ないと思い，何度も何度も話し合いを重ね，先生方が安心できるようになるまで私も登園するという条件

子どもの目標	保育園の友達と楽しく遊ぶ		
保護者の希望	・リズム運動への参加と身体的成長を少しでもさせたい ・基本的ハンドリングの確認		
園でのねがい	・体調を崩さず元気に登園する. ・子ども達の中で共に過ごしている実感をもち,楽しく活動に参加する		
長期的目標	首座りが安定し活動の幅や視野を広げたい. 食べ物を自分で掴んで食べる.		
短期的目標	①感覚と原始反射による土台作り		<援助・成長を促す反射>
	・感覚過敏の軽減	→	BBAエクササイズ①②③・タッチケア・BRMT
	・適切な筋緊張を知る	→	
	②経口からの栄養摂取	→	タッチケア(口腔)・吸綴反射
	③頸の保持	→	BBAエクササイズ②・BRMT/吸綴/ATNR/ランドー
	④体の中心軸を知る	→	BBAエクササイズ①②③・BRMT
	⑤物の感触を知る	→	BBAエクササイズ②③・タッチケア(手)把握反射

※援助の際は頭部ポジショニング「体軸の中心」・臥位ポジショニング「胃瘻」に注意してください

図6-9　BBA(ビルディングブロックアクティビティ)

〔Cecilia, 2013[14]〕

・筋緊張と反射のパターンから身体の軸が崩れてしまいTLRとATNRの影響を強く受けている状態でした.
感覚過敏もひどく,大きな音,触覚の刺激からモロー反射がすぐ誘発されてしまいます.
触覚からの刺激も敏感なのでまずは触れてもらうことの心地よさからリラックスする身体を知ってほしいと考えます.

・体の分離マッサージとしてコア筋の活性化を行います.
分離動作ができるようになることで触覚,固有受容覚からの適切な刺激を経験します.
脊椎,中枢神経へのアプローチをすることで中心軸への形成をサポートしています.

・7月6日の状態では,把握反射(−)吸てつ(−)モロー反射(++) ATNR(+++) TLR(++)で必要な反射が見られずまだ活性化されていない状態でした.
触覚からの刺激を重ねることでおもちゃを握る,目と手の協応遊び,経口からの水分補給をすることができるようになってきました.
TLRが抑制されるにつれて,頭部立ち直り反応と手の随意性が少し出てきました.肘位で身体を支え,顔を起こすことができるようになってきています.

・下位脳幹反射の発達,抑制を促し運動発達の基礎を積み重ね,抗重力筋の発達へ促していけるよう計画していきたいと考えています.

図6-10　発達支援内容

で,年少組に週3回通うようになった.しかし,その姿は31人中の1人とはいえず,30人プラス1人といった感じであった.胸の内がモヤモヤしながら1年間を過ごした.

年中組の1学期後半から,事例1の母親(岡本恵子氏)の支援を受けることになった.インクルーシブ保育の実践をめざした支援計画書(図6-9, 6-10)を作成,主治医の確認のもと,家庭,園,医療が連携した保育を継続できる

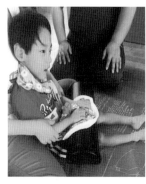
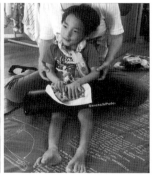

a　　　　　　　　b

図6-11　BBA/リズミックエクササイズ20分後

ようになった．

　支援計画書を立ててもらう前は，体の軸は崩れ，眼球は下がり，身体全体のこわばりが強く，首を持ち上げることもできず，手のコントロールも全く出来ていなかった．はじめは，リズム体操の時，K君の椅子をみんなの椅子と一緒に並べてもらうことから始まったが，次の時間からは，何も言わなくても，椅子を持ってきてくれる児童もいた．みんなが座るときはK君も座り，みんなが体操するときは，端の方で一人で過ごすのではなく，一緒にやる．お友達に手伝ってもらえばできることは，みんなと同じことをやる，という取り組みであった（図6-11）．

　このような取り組みの結果，インクルーシブ保育の大切さを周りの先生方が気付き，クラス全体の子どもたちへの見方も変わり，こども達の成長にも大きな変化が見えてきた．率先してK君のお世話を手伝い，弱視を伴うK君も同級生の友達から沢山声かけをしてもらい，卒園前には，声を聞いただけで誰の声か，友達の名前を当てられるようになった．パパ，ママの初語がでてきて，声を発することで相手に伝えることを知り，headコントロールが上達し，手を自分から口へ持っていけるようになった（図6-12）．

　年長組での運動会では，全ての競技に参加できた．当番もやり，小鳥さんが元気なことを確認できた．ゲイトトレーナーで目的の方向へ歩行移動できたのには驚いた（図6-13）．先生方からも，関わり方がわからないまま過ごした1年間は本当に勿体なかったと反省の弁があった．

　当時，母親は園に入れてもらえるだけでありがたい，先生方の負担をこれ以上増やしてはいけないと思っていたが，その考えは間違っていた．

　就学は地域の小学校入学を検討したが，重度の障害を持つ子は実際には選択権がなく（合理的配慮が届かない），保育園からの友達と離れるという苦渋

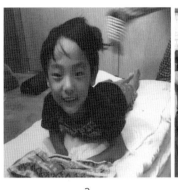
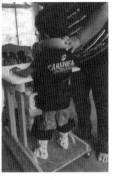
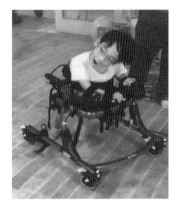

図6-12 保育園生活　　　　　　　　　　　図6-13 ゲイトトレーナー歩行

の決断で，特別支援学校入学となった．

　BBAエクササイズを中心とした保育園での支援計画も引き継いでもらって，特別支援学校での指導や対応も素晴らしく，充実した学校生活を送ることができている．

　ただ，地域の学校での交流の素晴らしさを息子が改めて教えてくれた．教室に入り同級生の前に行くと，普段，首を支えられないのに，ビシッとなり，1時間半ほど顔を上げられていた．一人一人の自己紹介にも，全て笑顔で返し，「よろしくお願いします～」と言われると，「はい」と返事を返した．この時，心の成長は，やはり同じ年代の子どもたちからの刺激が一番なんだと，保育園の頃を振り返り感じた．今の環境は大人とのコミュニケーションが大半を占め，同じ年代の子どもたちからの刺激が少ないことをとても残念に思う．せめて地域の学校と同じ敷地内でコミュニケーションがとれる環境があれば，もっともっと心も体も伸びていくのではないかと痛感している．

　これまでの経験から障害がある子もない子も，同じ空間で過ごすことでの心の成長は同じであることを知った．どの子にも優しさや自主性が芽生え，最近問題視されている発達障害児たちは特に息子のお世話を率先して手伝ってくれ，自分より弱いものに対して寄り添う気持ちを知っている．そして「ありがとう」という息子の表情と「ありがとう」と先生からの言葉を受けとった時の子どもたちは，最高に満足気な表情で，胸を張って誇らしげである．

　子どもたちは自尊心を，周りから感謝され，認められることで育み，愛情という名の栄養を沢山受けて，自身の個性を伸ばし，成長していく．本当のコミュニケーションというのは，人にどれだけ合わせられるかではなく，自分と違う個性をどれだけ受け入れられるかだと思う．そして互いの個性を認め合い，刺激を受け，成長していく．近い将来，全ての子どもたちに，希望

のある教育を願うとともに，障害を持つ子どもたちを，一つの個性として認め合い・助け合える，そんな教育の場が実現できることを願っている．

■ 第6章の文献

1) 穐山富太郎・他：脳性麻痺に対するファシリテーション・テクニック．理学療法と作業療法，**13**（6）：359-368，1979．
2) Milani-Comparetti A, Gidoni EA：Pattern analysis of motor development and its disorders. *Dev Med Child Neurol*, **9**（5）：625-630, 1967.
3) Bobath K：The Motor Deficit in Patients with Cerebral palsy. William Heinemann Medical Books, 1966.
4) Bobath B：Abnormal Postural Reflex Activity Caused by Brain Lesion. Heinemann, 1965.
5) Holt KS：Movement and child development. clinics in developmental medicine **55**, 1975.
6) Rood MS：Neurophysiological reactions as a basis for physical therapy. *Phys Ther Rev*, **34**（9）：444-449, 1954.
7) Stockmeyer SA：An interpretation of the approach of Rood to the treatment of neuromuscular dysfunction. *Am J Phys Med*, **46**（1）：900-961, 1967.
8) Kabat H, Knott M：Proprioceptive facilitation technics for treatment of paralysis. *Phys Ther Rev*, **33**（2）：53-64, 1953.
9) Voss DE：Proprioceptive neuromuscular facilitation. *Am J Phys Med*, **46**：838-899, 1967.
10) Knott M, Voss DE：Proprioceptive Neuromuscular Facilitation, 2nd Ed. Bailliere Tindall, 1968.
11) Levitt S：Proprioceptive neuromuscular facilitation techniques in cerebral palsy. *Physiotherapy*, **52**（2）：46-51, 1966.
12) Finnie NR（原著）/ 梶浦一郎（監訳）：脳性まひ児の家庭療育 第2版．医歯薬出版，1976．
13) Bower Eva（原著）/ 上杉雅之（監訳）：脳性まひ児の家庭療育 原著第4版．医歯薬出版，2014．
14) Cecilia K（原著）/Kay T・他（訳）：ビルディングブロック アクティビティ．NPO法人日本教育キネシオロジー協会，2013．

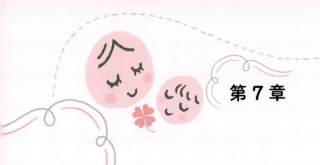

第7章

スポーツ療法

　脳性まひ児のスポーツ活動は，健常児同様に身体機能を高め，運動機能，精神機能の発達を促すことができる．

　脳性まひ児に対するスポーツ療法は，体を動かすための手段として有用であり，楽しみながら感覚-運動パターンの学習，迷路や前庭器機能の強化を可能にする．さらに運動技能の獲得は筋力強化や関節の変形・拘縮予防にもつながる．

　独歩可能な脳性まひで，スポーツ（水泳，テニス，サッカーなど）をしている児は，スポーツをしてない児と比較して，成長に伴う足関節を含む下肢の変形・拘縮の増悪度が少ないという事実がある．

　移動困難な重度の脳性まひ児であれば，浮力と水の抵抗を活用したプール療法や馬の歩行運動を活用した乗馬療法で四肢や体幹機能の改善を図ることができる．匍匐運動が困難な発達過程にある脳性まひ児であれば腹這いカートの活用で前庭器刺激による感覚-運動を体験させることができる．ブランコやすべり台も前庭器刺激による快感を子どもたちに体験させることができる．歩行障害の脳性まひ児は，車いすやスキー，インラインスケートなど雪面や車による摩擦軽減などで，座位バランス，立位バランスと全身運動の強化を図ることができる．

　Thelen, E.[1, 2]は運動の定義に関し，「運動行動は，感覚認知，運動，思考および情緒が組み合わさったもので，運動体験はそれらを一束として選択的に補強することになるかもしれない」と述べている．スポーツはさらに社会性を伴うもので，競争意欲もわき，運動機能向上につながるようだ．

　余談になるが，第87回選抜高校野球大会では敦賀気比が優勝を飾った．対東海大四戦での決勝弾もさることながら，大阪桐蔭との準決勝戦で，松本哲幣選手は2打席連続満塁弾を放った．昨夏の全国高校野球大会準決勝と同じ顔合わせ，一回に満塁本塁打で先行しながら逆転負けした試合を，松本は一年前アルプス席で応援していた．「全国で勝つチームは違うなあ」というのが，その時の松本の感想だ．だから今回は「借りを返したい」と思っていた（平

成27年4月1日，2日．朝日新聞）．日頃の練習はもとより，全身全霊のプレイ，チームワーク，情緒，モチベーションがもたらした戦果だと筆者には思えた．

　スポーツは子どもの全人的発達を促すが，障害児療育においても同じである．ここで映画『ベスト・キッドNo.1』（1984年）の一端を紹介しておきたい．空手の達人であるミヤギが主人公の青年を指導する空手の練習場面を思い起こしてみてほしい．盆栽の手入れやハエの箸づかみに始まる精神集中，鼻で息を吸って口から吐く呼吸法，構えの姿勢強化のための床みがき，上下，左右方向の壁塗り，船のへさき，台木上での静的バランス訓練など，くる日もくる日も構えの機能強化と集中力の涵養にトレーニングの焦点が合わされる．そのうえで力を込めた技（感覚-運動パターン）の練習を行い，最終的に勝利を勝ち取るわけだが，これらの取り組みは運動療法の真髄に迫っていて興味深い．稀にみる楽しい映画だが，スポーツ療法の原点を示すものとして，筆者は高く評価している[3]．

　Roodは運動行動の調整において身体的，自律神経的，精神的要素の相互作用を強調し，多角的アプローチを開発したことは第6章（p88～89）で述べたとおりである．

　みつめかけは精神的集中力のバロメーターとなる．新生児は生まれながらにしてみつめる力をもっていて，生後3ヵ月になるとみつめかけが強くなり，9ヵ月児と目が合うとこちらが目をそらすまでみつめかけてくるほど強くなる．

　柔道の上村春樹氏が，1978年の嘉納杯決勝で山下泰裕選手と対戦した模様について，自分は旺盛期からの下り坂にさしかかっていたとはいえ，試合開始前のにらみ合いで敗けを予感したと話されていたが（長崎講演），筆者はスポーツにおける集中力の重要性をあらためて知らされた．

　スポーツ療法は抗重力筋が関与する姿勢反応，感覚-運動パターンの学習，集中力の涵養に効果的である．とくに，加速度運動や立ち直り反応，バランス反応に関与する前庭機能を強化することができる．

　日本における脳性まひ療育の第一人者であった東京都北療育園の山本浩先生と高橋純先生は，五十数年前に「立て　そして跳べ」のタイトルで映画を製作し，重度脳性まひ児訓練の試みを発表されている．筆者が目にしたのは三十年前のことである．スポーツ療法の先がけと考えている．

　映画の要点を筆者なりに述べると，療育の基本的な取り組みとして，第一に，四肢，体幹の支持機能（構えの機能，stabilizing function）の強化，具体的には腹筋強化訓練（斜め起き上がり），下肢では立ちしゃがみ，立位保持，

上肢では手押し車姿勢の保持訓練など，いわば抗重力筋の強化運動である．第二に，前庭機能の強化，直線性（上下，前後，左右など），および回転性加速度運動の体験学習，立ち直り反応，静的バランス反応の訓練，具体的には徒手的に加える加速度運動，トランポリン，水中訓練，マット上訓練などのスポーツ療法，第三に，呼吸訓練，日常生活諸動作訓練，これらの訓練を生活の中に取り入れ，諸行動の体験学習においてはできるだけ手を貸さないで，児の主体性を育む取り組みである．

　脳性まひ児に対するスポーツ療法は，体を動かすための手段として有用であり，楽しみながら姿勢反応や感覚-運動パターンを学習することができ，関節の変形，拘縮予防につながる．

1 スキー療法

　欧米でも障害児のスポーツ療法が盛んで，スキー療法もそのひとつである．脳性まひ児がスキーで滑れるようになるのだろうかと疑いがちであるが，実際のスキー習得場面のフィルムを見て，スポーツ療法の有用性を再認識させられた．

　スキー療法が功を奏した痙直型両麻痺児（M君）を紹介したい．在胎27週，生下時体重1,060gの未熟児で，生後14日目に頭蓋内出血の診断を受けている．側脳室が体部から後下角にかけて拡大していて，左が右に比して顕著であった．

　生後9ヵ月時の支持反応では，足底把握反射を伴った柱様の陽性支持反応がみられている（図7-1a）．2歳半で歩きはじめたが，左足は尖足位，左膝関節は屈曲外反変形，左股関節は屈曲位をとっていて，手術の適応も考えられた．しかし，運動療法とギプス療法，装具療法により歩行機能は少しずつ改善された．図7-1bは4歳半の状況である．地域の普通小学校に入り，1年生のときにスケートをやってみたいということで，父親と一緒にスケートの練習をして，図7-1cのように滑れるようになった．2年生になると，スキーに挑戦してみたいということで，スキー旅行に出かけたが，左膝に屈曲外反変形があって，スキーをうまく履くことができなかった．翌年は大学病院下の（株）長崎かなえで，スキーに実際に乗りながら，一番大きな課題となった膝関節に矯正サポーターを作製してもらい，スキーに出かけた．

　インストラクターに恵まれ，痙直型両麻痺というハンディキャップを乗り越えて，2年目に何とかスキーを楽しむまでに上達し，毎冬スキーに出かけ

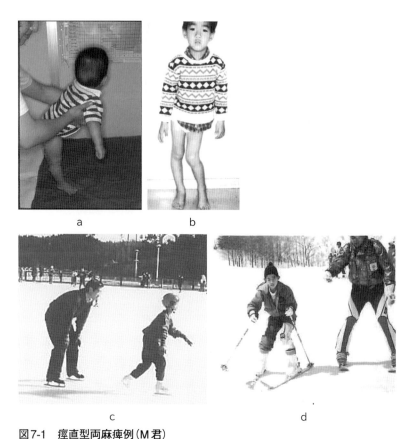

図7-1　痙直型両麻痺例(M君)
　　　a:陽性支持反応,9ヵ月　b:左外反膝,4歳半　c:スケート(小1)　d:スキー(小3)

ている(図7-1d)．高校生のとき，膝変形はひと頃よりはむしろ矯正され，歩容も改善していた．

　脳性まひ児に対するスポーツ療法は，体を動かすための手段として有用であり，楽しみながら感覚−運動パターンの学習や姿勢反応，前庭器機能の強化を可能とする．

　14年前の冬，筆者たちは10人の脳性まひの子どもたちと，小樽のキロロスキー場へスキー旅行に出かけた経験がある．M君は毎年スキー旅行に出かけるベテランで，大学生になっていたが，その時も福岡から参加し，見事な滑走をみせてくれた．

　Y君は双子の未熟児として生まれ，生後十ヵ月(修正年齢七ヵ月)の初診時所見で，両上肢の障害も伴う痙直型両麻痺の典型的な症状を呈していた．脊柱は洗濯板のように硬直していて，頭のコントロールさえうまくできなかった．知的能力は高く，社会的自立を目標にトータル・リハビリテーション(医学的リハと社会的リハを包括的に施行するリハ・アプローチ)を実施した．

小学校入学時は歩行器を使って歩いていた．就学に際し，校区の学校を希望したが，独歩できないという理由で，遠く離れた養護学校を教育委員会から勧められた．双児のもう1人も軽度の脳性まひだったが，2人一緒に通わせたいと校区の学校を強く希望すると，「じゃ，2人とも養護学校へ行けばよいでしょう」と，その対応は障害児に対する差別そのものであった．

　2人は特殊学級で不本意な一年間を過ごしたが，2年生からは晴れて兄弟3人そろってひとつの教室で学ぶことができるようになった．たまたま長男と双児が年子のため3人が同学年だった．学校側が便宜的にY君を特殊学級に所属させ，教師をもう1人確保したうえで実際には彼が所属した学級を2人教師にしてもらうことができた．

　教科では数学など3兄弟中，一番いい成績をとることがあるそうで，実質的には2人の教師がクラス全員に対応している状況であった．体育の時間は，サッカーなど子どもたちがルールを作り，Y君も歩行器で楽しく参加できた．トイレは兄弟が介助することで問題なく学校生活を送ることができた．

　スキー旅行に家族は同伴できなかったが，世話役サポーターの話では，両親が共働きのため3兄弟の互助精神は素晴らしく，日頃から3人の夕食準備は長兄の役割で，Y君の入浴介助は双児の軽症児の役割だそうで，スキー旅行でもタイムスケジュールに合わせた行動は彼らが一番だったそうである．

　Y君は6歳のとき独歩獲得を目標に，両股・膝関節屈筋群解離延長術を施したが，小学6年生になってもひとり立ちがおぼつかなく，運動療法もマンネリ化してきた．歩けなくても泳げるようになれるし，乗馬もできる．スポーツ療法が一番とスキー療法を思い立った．

　脳出血による左片麻痺のS氏をインストラクターに仰ぐことができ，一年がかりのスキー教室（ろうけん西諫早）が始まった．S氏は自衛隊幹部候補生学校を卒業し，北海道で中隊長の職務の傍ら，スキー監督兼ノルディックスキー選手として活躍した経歴の持主であった．

　70歳で左片麻痺（発症3ヵ月時，Br. stage 上肢Ⅲ，手指Ⅱ，下肢Ⅲ）となり，麻痺に加えて自律神経障害によると思われる左上肢痛を伴い，日常生活諸動作，精神機能ともに落ち込みがちだった．

　障害者の主体性を引き出す支持的リハカンファレンスの中で，ノルディックスキー選手であったことを知り，再度挑戦してもらおうとスキーを活用した運動療法に切り替えた．片麻痺となり，独歩もままならない身だったが，体得していたスキーの感覚-運動パターンは容易に甦り，運動機能改善に効果的であった．かくて，脳性まひ児，者が参加したスキー教室の指導者になっていただいた．同教室は彼の立ち直りの契機ともなった．

スキー教室はS氏と吉村優子マネージャー（長崎市障害福祉センター，理学療法士）の共同指導によった．

　S氏のスキー講話にはじまり，スキー準備運動，ストックをつかった体操，実際にスキーをはいた立位保持，前歩き，横歩きなどから組み立てられ，仕上げは転び方の練習であった．講話の中では，「新しい分野であるスキーに挑戦されるみなさんは，大した人だと思います．人間は新しい物に挑戦することが重要です．スキーで10m滑ったという自信と快感は自分の心の底からこみ上げてくる．これが感動です．感動して人間は成長するものです．スキー選手でありたいなど野心を持つことは必要ありません．10m滑りきった結果の人間として喜びに沸き自分にとって自信につながればと思います．どうかスキーに挑戦して下さい」と励まし，仏壇と神棚，素晴らしい人間関係，中隊長としての演習体験などにも触れ，有意義な話を沢山聞かせてもらった．

　通常の運動療法でも，スキー運動をイメージした端座位での体重の左右移動（scooting exercise），体幹筋強化，立位バランス訓練などを実施した．

　平成16年1月10日，結団式を迎え，8人のサポーターを含む総勢28名が福岡空港から千歳空港へ飛び立つことができた．福岡からはM君が特別参加した．

　札幌から2名のインストラクターを迎えてスキー体験が始まった．重度障害児はバイスキー（橇スキーの一種）の体験となったが，中〜軽度障害児はスキーを楽しむことができた（図7-2）．

　子どもたちは北海道スキー体験を通して，精神的にも身体的にも自信をつけ，快活に学校生活を送った．前述した重度脳性まひのY君は独歩できないが，地域の中学校を卒業後，特別支援学校の高等部を卒業して就業，自動車免許を取得し，電動車いすはリフトで車に積み込み，活発な社会活動ができている．同伴した健常な子どもたちはサポーターたちの支援ぶりを見て影響を受けたらしく，J君の兄は帰ってから突如として，動物が好きだから獣医になりたいと猛勉強をしだし，弟は自ら部活（サッカー）に入るなど積極性が出てきたなど，母親が楽しそうに話してくれた．

　念願の計画が実現できたのは，一年間の用意周到な準備（模擬練習）とサポーターの支援あってのことだったが，全員ケガもなく帰ることができたのは幸運であった．

　脳性まひの子どもたちも，スキー靴をはくことで，足底での支持面が大きくなり，足関節が安定するため立位保持機能（stabilizing function）を発揮しやすくなる．下腿筋のみならず，頭・頸部，上肢，体幹，股・膝関節周囲筋など抗重力筋を効率よく賦活化することができる．

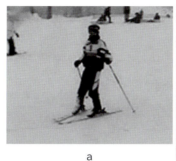
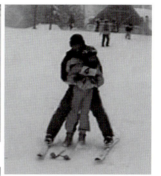
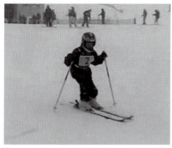

図7-2　障害児のスキー
　　　a：兄　b：Y君　両麻痺型脳性まひ，重度　c：双児の軽症児

2 インラインスケート療法

　尖足内反歩行の子どもに「かかとをつけて歩きなさい」と母親が注意する場面を見かけるが，痙縮に基づくふくらはぎ（下腿三頭筋）の過緊張によるもので，意識的にかかとを下ろすことはできない．また，ボツリヌス療法，ギプス療法などの後，長座位での足関節の選択的な随意背屈運動ができるようになっても，歩行やジャンプなどの運動制御系は大脳皮質のほか脳幹部にあるため，感覚-運動パターンの学習なしには運動遂行時の足関節背屈運動は不可能である．
　スキー療法は感覚-運動パターンの学習に有効であるが，長崎からスキーに出かけるには大変な面があり，スキーに近いスポーツとしてインラインスケートをとりいれた．インラインスケート靴はスキー靴と同じく，足関節をしっかりと固定するため，足底の着地面積が大きくなり，立ち直り反応と立位バランス（趾バランスと踵バランス）の強化に有利となる．
　一般的に，足のサイズが16cm以上になった時点（5歳前後）で開始してい

る．実際の運動療法を以下に示す．

（A）端座位でのスクワット運動

インラインスケート靴を着用させ，すべり止めマット上で，端座位でのスクワット運動を行う．ゆっくり立ち上がり，ゆっくり座らせるが，立位から座るとき左右へお尻を振らせ骨盤帯での体重移動を行わせる．

（B）端座位での膝関節の交互屈伸運動[4]

ゆっくりとした小さな動きから速い大きな動きまで行わせる．スケートの進行方向が正面もしくはやや外側向きになるよう意識することで股関節の内旋傾向を修正できる．

（C）立位保持バランス

すべり止めマット上で立位バランス訓練をさせる．立位保持が可能となった時点で，ツインバスケットゴールへのシュートを行わせる．ボールは床に転がして渡し，蹲踞姿勢でボールを拾わせることで，立位バランスとともに膝の屈伸運動も上達できる．その後フローリングでの立位バランス訓練を行う．

（D）歩行運動

立位バランスとともに膝の屈伸運動が上達した段階ですべり止めマット上またはフローリング上での歩行運動を行わせるが，両膝を交互に持ち上げた歩行とする．

（E）インラインスケートの実際

フローリング上での立位バランスや歩行運動がどうにかできれば，滑走練習に入る．それらが困難なケースでもマット上訓練を継続することで，徐々に上達するものである．

また，転倒の危険性があるため，危険の少ない転倒方法，床からの起き上がり運動もトレーニング内容に加える．

（F）ラグビーの基本スキルを導入

スポーツは運動機能，自律神経機能および社会性を培うもので，体力増強に加え人格形成に役立つ．とくにハンディを抱える子どもたちにとって，可能性を引き出すひとつの手段となる．

ラグビーにはその基本精神[5]であるOne for all, All for one（一人はみんなのために，みんなは一人のために）という社会性とわかりやすいルールがあるため，ラグビー指導者，頴川勝氏の協力を得て，インラインスケートにラグビーゲームをとりいれている．

インラインスケート＆ラグビーゲームは準備運動として「ハカ」で始まり，立位バランス，滑走，加速，回転，停止，転倒，起き上がり，パスワーク，トライなどからなる．ゲームとしてもマーカーを利用した両足の開閉運動，回旋運動など基本動作を含むプログラムを用意している．

インラインスケートで歩容が改善した2症例を以下に示す．

N.K.例

本症例は特発性血小板減少症の治療中，3歳のとき左半球脳梗塞による右片麻痺をきたした．6歳のとき右尖足内反歩行のため右第5中足骨外側部にタコを形成，疼痛のため受診した．反張膝を伴い，右手は連合反応の影響か握りしめていた．HGC療法に併せボツリヌス療法を開始した．

右股・膝関節周囲筋の痙縮は軽度だったため下腿筋のみに施注した．右前腕，手への施注は母指握りしめ緩解を目的とした．

施注後の下肢に対する運動療法はHGC（踵歩きギプス，足関節10°背屈位）での歩行運動とインラインスケート，自主ストレッチなどであった．上肢に対しても，バランスボード上でのツインバスケットのシュート練習などスポーツを取り入れた運動療法が効果的であった．本症例は立位バランスの改善につれて右上肢もよく使うようになっている．

本児は注射痛を理由に3回目の施注を希望せず，HGC療法を継続中で，治療開始2年半後，インラインスケートの滑走ができるようになっている（図7-3）．

H.H.例

極低出生体重児（生下時体重1,186g，在胎29週）．軽度の両麻痺型脳性まひで，2歳4ヵ月で独歩できたが，両外反尖足歩行を呈したため，運動療法に併せ，外反尖足矯正用インサートを装着させた．5歳になっても，高さ3cmのバランスボード上でfoot graspingが出現し，長坐位での足関節随意背屈は左，右とも−5°で尖足歩行を呈していた．

両足関節10°背屈位のHGC療法とインラインスケートにより歩行機能が改善しheel-toe gaitも可能となった．長座位での足関節随意背屈は左10°，右5°と改善した．

10歳の現在，片脚立ちではfoot graspingがなお出現するがインラインスケート滑走は上達し歩行機能も高まった（図7-4）．さらにジャンプが上達し，

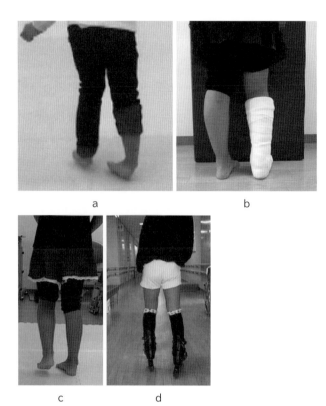

図7-3　N.K.例（右片麻痺）
　　　　a：治療前　b：HGC療法　c：HGC後　d：インラインスケート

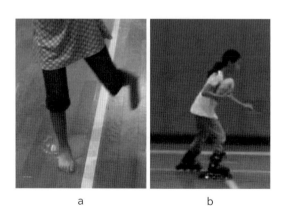

図7-4　H.H.例（両麻痺型脳性まひ）
　　　　a：10歳　foot grasping　b：10歳　インラインスケート

　高さ25cmの台からの両足そろえてとび下りができる．この症例は登下校に長い階段を利用しており，歩行機能の改善に好影響をもたらしたものと推測される．

二宮誠氏（義肢装具士）のお世話で，平成28，29，30年と長崎北ロータリークラブ主催の青少年インラインスケート大会が開催されたが，脳性まひなど多くの障害児が参加できた．30年度大会では5年前に設立された日本インラインスケート協会からインストラクター4人の派遣を得て滑走技術の指導を受けることもできた．

　平成30年度の大会直前に，左片麻痺型脳性まひのY（高2，女性）さんから「修学旅行で長野までスキーに出かけるが，お寺巡りなど別行動の指導を受けている．何とかスキーに参加できないものか」と相談を受けた．Yさんは軽症の片麻痺で，バスケット部で活動もしている．スキーの模擬練習をさせようとセンターへ来てもらったが，足が大きくて靴のサイズが合わなかった．やむなく，インラインスケートでスキーの代替わり練習をさせ本大会へ誘った．

　インストラクターに1時間みっちり基礎技の指導をしてもらったが，その折，インラインスケートがスキーやスケートのシーズンオフ練習用に開発されたことを知らされ，スキーの代用としてインラインスケートを取り入れたことは見当違いではなかった．

　Yさんからは，スキー靴もはくことができたし，楽しく滑ることができて，リフトを止めることもなかったと満足気な報告を受けた．

　インラインスケート＆ラグビーは静的バランス，動的バランス，集中力，社会性の涵養に有効であり，中等度の脳性まひまで適応となり得る．また，ダウン症児や広汎性発達障害児に対しても積極的に取り組んでいる．長崎市障害福祉センターでは毎月2回，10数名の参加者を得て好評である．

3 プール療法

　プールの効用は大きく，水の性質としての浮力，水圧，粘性などを利用することで陸上ではできない歩行運動が可能となり，楽しく体を動かすことができる．温水プールでは体幹，四肢の動きが意外と活発になる．同時に水圧，粘性が運動の抵抗となり，立位バランス反応が強化され，より好ましい感覚-運動パターンの学習が容易になる．これらのほかに，水中運動の利点として，心肺機能や体温調整，腎臓・腸管機能など自律神経機能が高まり，全身的なリラクセーションと精神的な安定性を得ることができる．

　独歩できない脳性まひ児や小脳性および脳幹性運動失調症，成人片麻痺の人たちが，プールの中では歩いたり，泳いだりできるようになる．そして地

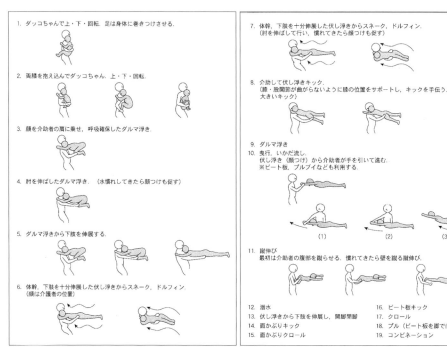

図7-5 水泳療法(伏し浮きからクロールまでの導入)

〔西野伊三郎,1998[6]〕

上での歩行運動や活動性を改善させる.

　プールの条件や指導の要点は,

①水温,室温ともに摂氏31〜33℃にキープされていなければ,体温の維持が難しく緊張が高まってしまう

②水深は指導者の胸の位置よりやや低めがよい

③呼吸の確保がしやすいため,背浮きから導入したほうがスムーズに展開しやすい

④クロール,平泳ぎなど泳法の習得には息つぎ訓練が基礎となる

などである.

　西野[6]による水泳療法＜伏し浮きからクロールまでの導入＞を図示した(図7-5).

　以下,プール療法が効を奏した事例を示す.

Y.R.例

　本症例は2歳のとき水痘症治療経過中に左基底核梗塞による右片麻痺をきたした.右上肢の後方伸展と右尖足内反歩行が主訴で紹介されてきた.左上肢の使用時や歩行運動時に連合反応として上記症状は顕著となった(図7-6a).

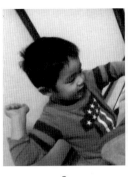 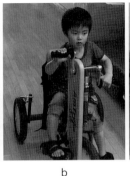 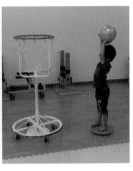

図7-6　Y.R.例（右片麻痺）
　　a：治療前　b：三輪車　c：ツインバスケット

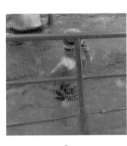 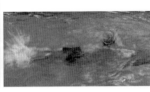 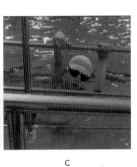

図7-7　クロール泳法

　右広背筋30単位，浅指屈筋20単位，母指内転筋10単位，腓腹筋内側頭30単位，同外側頭20単位，後脛骨筋20単位，長母趾屈筋20単位，計150単位のBOTOX施注と運動療法で右上下肢の運動機能は改善しつつある．

　図7-6bは三輪車こぎ，図7-6cはツインバスケットのシュートを示す．三輪車は手と足の動きが連動したもので片麻痺型脳性まひに最適である．治療開始時右手をハンドルにバンドで固定する必要があったが，2ヵ月後にはバンドはいらないと自分で素手で握ることができるようになっている．さらに5歳から水泳療法を開始した．右尖足内反歩行に対してはHGC療法，ストレッチ運動およびインラインスケートなど運動療法を施行した．

　4回／月の水泳療法では，クロール泳法でひとかき毎に上肢の後方伸展（図7-7a）が出現していたが，息つぎ練習を積むことで，右上肢も2ストローク，3ストロークと前方へ出るようになり，8歳の現在，8ストロークまで出るようになった（図7-7b）．

　手すりのぶら下がり移動も可能となっている（図7-7c）．

　インラインスケートは6歳から滑走可能となっている（図7-8）．

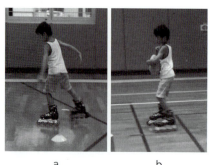

　　　　a　　　　b
図7-8　インラインスケート

　右上肢の不随意的な後方伸展に対しては，水泳療法の効果が大きかった．

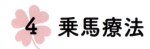 乗馬療法

　乗馬療法は，障害児・者の精神的，身体的機能を向上させる手段として古くから行われてきた．近年，国際障害者乗馬連盟が結成され，世界的に乗馬療法の普及が進んだ．わが国においても，1986年日本身体障害者乗馬連盟が結成され，1995年に改組された「日本障がい者乗馬協会」をとおして全国で乗馬療法の普及活動が展開されている．長崎市にはながさきゆうゆう牧場があり，多くの子どもたちが利用している．

　乗馬療法の適応には，身体障害児・者，知的障害児・者および精神障害児・者が含まれる．障害児・者にとって乗馬は体を動かすスポーツ活動であると同時に，乗馬療法として位置づけられている．

　乗馬療法の根拠[7]は，①治療的根拠，②心理的・教育的根拠，③社会的根拠からなる．

　治療的根拠として，騎馬姿勢は痙性麻痺などにおいて病的反射を抑制し，病的な姿勢緊張を改善する．とくに目立つのは，股内転筋の痙性が軽減し，馬の歩行運動に適応してくる．次の段階では頭部と体幹の立ち直り反応が促通され，さらに平衡反応が自動的に学習できる．そして構えの姿勢に基盤をおいた手綱さばきなど上肢機能が学習，強化される．

　心理的・教育的根拠として，馬を媒体とした繊細な感覚−運動パターンの体験や，馬の世話（餌やり，ぼろ＜馬糞＞ひろい，シャワー，ブラッシングなど）過程でのアイ・コンタクトを含む非言語的コミュニケーションによる心理的安定性があげられる．喜びを感じられるようであれば，障害児・者を

刺激し，新たな自信を与えることができる．

社会的根拠としては，乗馬は理屈ぬきに楽しい活動であり，休日を利用して多くの子どもたちが集まり，馬と触れ合う機会をとおして障害者と健常者が交流でき，社会的適応が自然に生じる．

乗馬は軽度の脳性まひから重度の脳性まひまで利用できる．後者では車いすを利用しているケースが多く，普段より高い位置に視点があり普段とは異なる刺激を受けることができるため心地よい気持ちで活動できるうえに，車いすではケアする側が上から手をさしだすのに比べ，下から支えるという理想の形でケアできる[8]．異常な姿勢緊張（低筋緊張，過筋緊張，非対称性など）を伴う座位保持困難な脳性まひ児・者に対する乗馬療法は，座位保持機能と座位バランスの獲得に有効である．坐骨で体重を受けた正しい騎馬姿勢は，病的な姿勢反射を抑制し，正常な姿勢緊張を促通できる．座位が保てない場合は二人乗り乗馬を行う．騎馬姿勢は，脊柱伸展，股・膝関節屈曲，足関節中間位となるため，痙直型において全身の伸展，屈曲の病的運動パターンを抑制し，痙性を弱める．かつ，馬の左右，前後，上下，回旋運動が複合した，リズミカルで滑らかな歩行運動と温もりが馬の背から全身に伝わって正常な姿勢緊張をもたらし，立ち直り反応やバランス反応が促通される．

アテトーゼ型において，揺れの少ない馬上で遠くを見つめさせ，手綱を持たせて上半身の対称性姿勢を保たせることは，姿勢保持や頭のコントロールを向上させる．

平地に立つのと，バランスボード上に立つのとでは，バランス反応に質的相違があるように，椅子に座るのと，馬にまたがるのとではバランス反応に大きな質的相違がある．馬と一体となった乗馬療法では，快刺激を受けながら，集中性を必要とする静的バランス反応（stabilizing function）を強化できる．乗馬療法は計画的に取り組むべきで，予備的な運動療法も欠かせない．

痙直型四肢麻痺の重度障害者H君は乗馬を好み，月2回，午前は水泳，午後は乗馬と，6年間継続し，座位保持機能と座位バランスに改善をみている．母親との相乗りで，H君が馬上で体を起こし姿勢を正すのを，母親が体で感じとることができる（図7-9）．重度脳性まひ児・者にとっては，乗馬療法は体を動かす手段として優れた方法である．

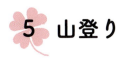 5 山登り

山登りもスポーツ療法の一環として，年2回春と秋に実施している．今年

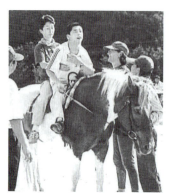

図7-9 乗馬療法

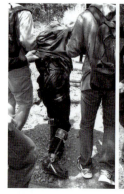 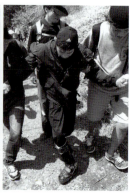

　　　a　　　　　　　　b

図7-10 山登り，ハーネスバンド着用下にサポート

の春は佐賀県の天山へ登った．屋内独歩可能な重度両麻痺型脳性まひ者と屋外独歩可能な中等度両麻痺型脳性まひの2人はボツリヌス治療と踵歩きギプス療法を継続中だったが，尖足内反を伴いながらも登山用ハーネスバンドを装着，急坂では両側と後方から3人のサポーターの支援を受けて頂上まで5千歩以上歩き通した．

　正常な歩行運動パターンとはほど遠いが，治療によりそれに近づけると同時に，歩行運動により実用的な歩行機能の改善をはかる努力が必要である．toe-heel gait を heel-toe gait へ修正することは困難としても，足底の接地面積は増え，足関節機能は強化されたと判断している（図7-10）．

　脳性まひ児が新しい運動技能を獲得するためにどれぐらいの練習量が必要なのだろうかという命題があるが，有能で一貫した運動として記憶に残るには10万回以上の反復が必要といわれる[9, 10]．

6 車いすスポーツ

　車いすスポーツは下半身の運動機能障害児・者にとって，体幹機能，両上肢機能のみならず，残存せる両下肢機能の改善にも役立つ．

　筆者が関わった先天性脊髄腫瘍による両下肢麻痺や二分脊椎児が，車いす利用前には，水泳や歩行運動で上半身を鍛錬した経緯をもつが，車いすスポーツ（バドミントン，バスケット，ソフトボール，車いす競争など）を通して，2人はパラリンピック強化選手（バドミントン，バスケット）に選ばれている．

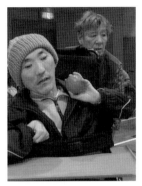
図7-11　ボッチャ

二分脊椎の2人（女性）は出産も果たしている．車いすスポーツでの体幹筋強化が正常な出産をもたらした背景にあると考えている．

　脳性まひ児における車いすスポーツの効用は肩甲帯，骨盤帯を含む体幹筋（コア筋）の筋力強化と同時に，姿勢反応（立ち直り反応，バランス反応）を強化できることにある．

　多少とも上肢機能障害を伴う脳性まひにおいても同様な効果を期待できる．車いすスポーツは痙性麻痺がより強い下肢筋に連合反応をもたらし，痙性を強める恐れもあるが，それ以上に体幹筋の回旋運動により立ち直り反応や座位バランス反応が強化され，下肢の痙性抑制にも効果があるようだ．

　長崎市障害福祉センター体育館では，車いすツインバスケット，バドミントン，サッカー，ソフトボール，フライングディスク，ボッチャ，風船バレーなど盛んである．

　ボッチャは，ジャックボールと呼ばれる白玉に，赤青それぞれ6個ずつの玉を，左右の場所に分かれて白玉めがけて投げ，いかに白玉に近づけるかを競う．上肢，下肢障害いずれでも参加できる．立位がとれなければ車いすを利用できる．四肢麻痺で玉を投げることができなくても，"ランプス"と呼ばれる補助具を使い，介護者に自分の意志を伝えることで参加できる．

　図7-11は痙直型四肢麻痺の症例で車いす生活だが，15年前からボッチャ競技に参加している．ランプスを利用していたが，今では自力で投げて参加している．週2回のボッチャは一番楽しみにしていて，自ら母親にねだっての参加で，唯一のスポーツ活動となっている．

7 床上動作

　抗重力筋の筋力強化と姿勢反応発達の目的でhead control, ねがえり運動, はいはい運動, 膝立ちからつかまり立ちまでの機能強化を図っている.

　抗重力筋に関しては前述したが, 新生児は出生直後から母趾での蹴り運動を示し, 6ヵ生では力強い蹴り運動(図7-12)へと発達する. ハイリスク児や脳性まひ児においても早期からの潜在的な蹴り運動の誘発は重要である.

　headコントロールに関しても立ち直り反応と同時に頭頸部の抗重力筋の筋力が求められる. 抱きかかえのほか, すべり台, ぶらんこ, 腹這いカートなどの活用が有用である.

　床上運動で最も重視しているのは体幹の回旋起き上がり立ち直り反応(body rotative)である. 児を母親の大腿部やロール上に四つ這い位に保持し, 臀部を床へ落として横座り(おねえさん座り)とし, 再び元の四つ這い位に戻す運動でライオン座り運動と称している. 交互にゆっくり左, 右へと繰り返し行うが, 体幹性立ち直り反応の促通手技として有用である. 横座りでの床上風船テニスなど遊びとして実施することもできる. 横座りでの風船テニスは後方パラシュート反応(図7-13)の促通にも有用である.

　四つ這いレベルの脳性まひ児たちが「もう一回」「もう一回」と試合を続ける姿に心をうたれる. 体を動かすにはスポーツの楽しさが一番と思われる. 2試合ずつ戦った後, もう1試合やりたいひととの声かけに, 一斉に全員が挙手したのには驚かされた.

　横座り風船テニスは, 簡易ネットを張り, 子ども用バドミントンラケットで打ち合うものである. 試合は横座り姿勢で開始するが, 試合中はどんな姿勢になってもよい. 試合に熱中するあまり瞬間的に立ち上がることもある.

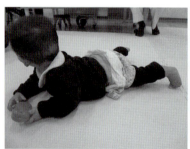 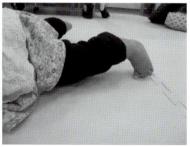

　　　　　　　　a　　　　　　　　　　　　　　　b

図7-12　蹴り運動, 正常児, 6ヵ月

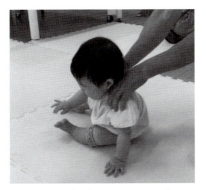

図7-13 後方パラシュート反応，正常児，8ヵ月

風船は滞空時間が長いため余裕もって打ち返すことができる（風船はとくに滞空時間が長いものを選んだ方がよい）．

■ 第7章の文献

1) Thelen E：Motor development：A new synthesis. *American Psychologist*, **50**（2）：79-95, 1995.
2) Baron MG, et al.：stress and coping in Autism. Oxford university press, 2006.
3) 穐山富太郎：脳性まひ・精神遅滞の予防と家庭療育. 医歯薬出版, 2001.
4) 鶴崎俊哉：インラインスケートの利用／穐山富太郎・他（編著）：脳性麻痺ハンドブック 第2版. pp200-202, 医歯薬出版, 2015.
5) 頴川 勝：ラグビーの基本スキルを療法に／穐山富太郎・他（編著）：脳性麻痺ハンドブック 第2版. pp203-205, 医歯薬出版, 2015.
6) 西野伊三郎：水泳療法. 長崎大学医療技術短期大学部講義録, 1998.
7) 八木一明：障害者乗馬（乗馬療法）教本. 日本障害者乗馬連盟, 1992.
8) 田島良昭・他：乗馬療法－実践マニュアル. 社会福祉法人南高愛隣会（乗馬療法研究委員会）, 1995.
9) Teresa EP（原著）／今川忠男（監訳）：脳性まひ児の24時間姿勢ケア. 三輪書店, 2006.
10) Kottke FJ：From relax to skill：the training of coordination. *Arch Phys Med Rehabil*, **61**（12）：551-561, 1980.

第8章

ボツリヌス治療

脳性まひにおいて，痙縮の存在や筋緊張の亢進に伴う独特の異常姿勢緊張が機能的な感覚-運動パターンの学習に不利な状況をもたらす．

痙縮や異常姿勢緊張の改善手段として，運動療法の他に，手術療法，ボツリヌス治療，フェノールブロック，バクロフェン髄腔内投与療法などがあるが，本章ではボツリヌス治療についてとりあげる．

1 ボツリヌス治療

ボツリヌス菌による食中毒は古くから知られているが，目崎ら[1]によるとErmengemにより同菌が同定されたのは1897年であった．1820年Kernerはボツリヌス菌の毒素を治療に応用できるという仮説を立てていたが，同毒素研究発表の契機になったのは第二次世界大戦における生物化学兵器の開発であった．

Scottが動物実験，臨床実験を経て1980年斜視患者への治療成績を報告して以来，臨床応用が世界的に取り組まれてきた．米国食品医薬品局（Food and drug administration；FDA）による最初の臨床承認は1989年で，適応症は斜視，眼瞼痙攣，およびその他の顔面神経障害であった[1]．

諸外国ではその後適応症が拡大されて四肢の痙縮も治療対象になっていたが，日本では「眼瞼痙攣」「片側顔面痙攣」「痙性斜頸」に制限されていて，ようやく2009年から2歳以上の脳性まひの「下肢痙縮に伴う尖足」，2010年から「上下肢痙縮」に拡がり，脳性まひ，脳卒中などへのボツリヌス治療が本格化することになった．

ボツリヌス治療の目標は，発達過程にある脳性まひ児や成人片麻痺などにおいて運動療法の効果を高めることにあるが，重度の脳性まひ児や成人片麻痺，重症心身障害児では運動機能改善のほかADLの改善にある．

(A) 作用機序

　　A型ボツリヌス毒素（botulinum toxin A；BTX-A）の作用機序は，痙性筋の神経筋接合部（neuro muscular junction；NMJ）で神経終板に作用し，アセチルコリンの放出を抑制し，神経筋伝達を阻害して筋痙縮を改善するものである[2]．千野はさらに，BTX-Aは錘内筋線維に対しても，NMJでの伝達をブロックして錘内筋線維の弛緩をきたし，求心性神経終末からのインパルスを阻止する結果，筋線維収縮を抑制することになる，と述べている．

　　BTX-Aの有効期間は3～4ヵ月で，痙縮は徐々にもどるため，その間にいかに有効な運動療法を施行するかがボツリヌス治療の鍵を握ることになる．

(B) 施注量，施注方法

　　施注量は，現在のところ日本では上肢痙縮最大240単位，下肢痙縮最大300単位（上下肢合計360単位），2歳以上の小児には1回の総施注量は200単位までと施注量上限が定められている．

　　一方，小児の場合，上肢で体重1kg当たり4単位，下肢で6単位が安全な量ともいわれているが，実際には施注者の裁量に任されている部分がある．JBCPのアンケート調査報告[3]によると，上肢で4単位/kg（合計100単位）施注する者と8～10単位/kg（合計200単位）施注する者に分かれ，下肢では6単位/kg（合計200単位）施注者と12～15単位（合計200単位）施注者とに分かれていて，安全な適量が定かではない．

　　筆者は痙縮の強い児において12～15単位/kg（合計200単位）を施注することもしばしばある．

　　しかし，施注量上限が上記のように定められているため，とくに中～重度の痙縮を伴う症例では，全身の痙縮評価に基づいた施注筋の選定が重要となる．

　　また，BOTOX施注に際して，筋弛緩剤の併用は避ける．

　　施注方法はBOTOX®100単位を2～4mLの生理食塩液で溶解，通常ツベルクリン針を使用して施注するが，深部筋に対しては23ゲージ，25mm針ないしカテラン針を使用する．年長児で拘縮が生じかかった症例では1～2%カルボカインで溶解する場合がある．施注後の筋ストレッチを容易とするためである．施注30分前にペインレステープを貼付することで施注時の痛みをいくらか軽減できる．

　　施注筋の同定（目的とする筋内に施注針が確実に入っているかどうかの同定）は，表在筋は触診によるが，『ボツリヌス療法アトラス』[4]などが参考と

なる．深部筋の同定にはニュートレーサーを用いたポール針による電気刺激か超音波を利用できる．もうひとつの方法は，被施注筋をストレッチして，施注針の動きからも同定可能である．

施注部位はNMJが多く存在する筋腹中央部とし，筋内に確実に注入する．施注には皮下脂肪の厚さを考慮すると同時に，深すぎて筋を通りぬけないよう注意する必要がある．とくに痙縮の強い筋は筋萎縮も強いため，筋内に確実に注入できるよう細心の注意が求められる．

（C）施注筋の選定

脳性まひに対するボツリヌス治療の目標は，痙縮緩解により運動療法の効果を高め，日常生活諸動作を身につけることにあるが，施注筋の選定は必ずしも容易ではない．脳性まひ児では筋緊張の亢進を伴った独特の緊張性姿勢反射活動を無視することができない．たとえば，両麻痺型脳性まひにおいて尖足でやっと立位保持ができるようになると，やがて鋏状肢位や鋏脚歩行を呈するようになることが多い．やっと立位保持ができるようになった段階では，伸展筋緊張優位の陽性支持反応の影響下にあって重心が後方へ移動しやすい状況にある．後方への転倒を防ぐために，コントロールが効く頭部や上半身を前方へ屈曲させて全身に屈曲筋緊張を取り込んで立位バランスを保っている姿勢が鋏状肢位である．立位でのより正常な同時収縮(co-contraction)を促通するためには足関節と同時に両股・膝関節周囲筋の機能強化を図る必要がある．

脳性まひに伴う痙縮の治療では，これらの筋緊張に由来する病態を理解することに加え，各関節の相互関係を把握しておくことが必要である．**図8-1**は，股関節と膝関節の複合拘縮に対する整形外科的治療の影響を図解したものである[5]．このような症例において，股関節屈曲拘縮を残したままハムストリングの緊張に対して延長術を施行すると，骨盤が前傾して屈曲緊張が増強される．この後さらに腸腰筋の緊張に対して解離術を追加施行した場合には，前傾姿勢がさらに強まる．さらに，このような症例の尖足に対してアキレス腱延長術を先行すれば，歩行不能となる可能性もある．中枢側から末梢側（股関節から膝関節，足関節）への治療手順を踏む必要がある．

下肢筋に対するボツリヌス治療についても同じことがいえる．下腿三頭筋のみの治療で尖足が改善するのは軽症例だけであり，中等症以上の症例では，痙縮により股関節や膝関節の屈曲を伴う姿勢パターンが形成されている．したがって，腸腰筋や股内転筋，内側ハムストリングスなどへの施注と運動療法により股・膝関節での屈曲肢位を改善しない限り尖足の改善も得られがた

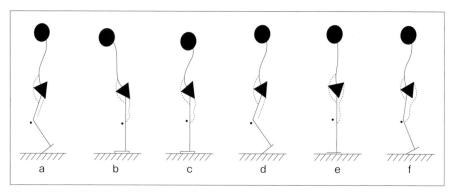

図8-1 股・膝関節複合拘縮治療の図解

〔Reimers, 1973[5]〕

股関節の屈曲拘縮を見落として膝関節屈曲筋群延長術を最初に行うと,骨盤が前傾し(b),腰椎前弯の増強(c)や再度の屈曲姿勢(d)を呈するとともに,運動機能がますます増悪する.その後,拘縮した股関節屈曲筋群を延長しても,膝関節屈曲筋群がさらに弛緩して筋力低下をきたすため(e),殿筋の働きが十分でなければ,股・膝関節を屈曲して歩行することになる(f).一方,痙性尖足歩行に目を奪われ,アキレス腱延長術のみを施行すると,かがみこみ姿勢がさらに増強され,歩行能力が低下する.

い.

　成人片麻痺,脊髄損傷など股内転筋群に過緊張を伴う下肢痙性麻痺9例に対して閉鎖神経フェノールブロックを観血的に骨盤内で施行(3%フェノール水0.3ccを神経外膜下に施注),ブロック後下肢の伸展反射,屈曲反射とも減弱した.閉鎖神経ブロック術前後の股内転筋群および大腿四頭筋,下腿三頭筋の伸張反射を筋電図学的に観察した結果,股内転筋群の陰性化は当然として,大腿四頭筋,下腿三頭筋の両伸筋においても伸張反射の減弱がみられた.施注量に限定があるため,不足する場合,股内転筋群に強い痙縮を伴う中等度以上の痙直型両麻痺では股内転筋への施注を優先することもある.また,児の成長に伴い薄筋よりも長内転筋に過緊張をきたす場合があるので,痙縮の評価には注意を要する.

　上肢の運動機能改善においては,肩関節,肩甲帯の運動に関与する肩関節下制筋群の痙縮が問題となることがある.肩関節の内転,内旋または外旋拘縮は肩甲帯下制筋群[6] (depressor of the shoulder girdle) に属する広背筋,大胸筋,大円筋の過緊張により生じ,しばしば肩関節の前方突出や後方伸展位が強迫され,肩甲帯は下制される.このため手指機能を含めた上肢運動機能は著しく障害される.

　上肢筋に対する施注は,肩関節下制筋を含め,痙縮の強い筋を対象とし,その目標は機能的な感覚−運動パターンの学習機会を得させることにある.

　緊張性反射(緊張性頸反射,緊張性迷路反射など)活動の影響を受け,後弓

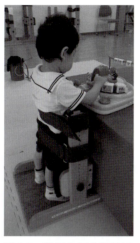

図8-2　簡易な起立保持具
立ち直り反応の発達につれ体幹バンドは不要となる．

反張や痙性斜頸位が強い四肢麻痺ではまずは頭板状筋，頸板状筋，僧帽筋（上部），胸鎖乳突筋，肩甲挙筋などが施注の対象となる．

(D) 施注後の運動療法，装具療法

施注後は施注筋を中心に，朝夕1分間の持続ストレッチ（数回）を指導している．年長児では自主的なストレッチを直接指導している．体幹，上下肢とも姿勢保持機能 (stabilizing function) の促通を基本にした運動療法を施行するが，尖足内反を伴う独歩例では踵歩きギプス（足関節5～10°背屈位）療法（後述）を併用，cast除去後はバランスボード，インラインスケート，自転車こぎ，トレッドミル歩行など，上肢機能障害を伴う片麻痺型脳性まひではバランスボード上でのボール遊び，ツインバスケット，水泳，うんていなどスポーツ療法が効果的である．

立位保持困難な幼少児では2歳以後に胸椎装具付両長下肢装具を装着して立たせ，立位保持機能の改善につれて，両長，短下肢装具に順次切り換え，簡易な起立保持具を利用する（図8-2）．

反張膝の改善には（株）佐喜眞義肢製の反張膝用のCBブレースを着用しての運動療法が効果的である．

さらに，片麻痺型脳性まひの上肢機能の改善にはBOTOX施注後，CI療法[7] (constraint-induced movement therapy) を併せて行うことにより治療効果を高めることができる．

(E) 治療効果

痙直型脳性まひ児46例の下肢筋に対して，BTX-A（ボツリヌス治療）と包括的なリハを施行し，歩行機能の改善効果を検討したScholtesらの研究[8]では，痙縮の軽減や関節可動域の拡大，筋力の増強といった有意な効果が報告された．また，一般的に拘縮はボツリヌス治療の適応とされないが，本研究では筋の短縮を改善する効果が認められており，筋短縮はボツリヌス治療の対象から除外されないことが明らかにされた．ただし，筋短縮への効果が施注24週間後も持続していたのに対し，痙縮への効果は3ヵ月で消失している．したがって，痙縮を伴う脳性まひ児の歩行機能を向上させるには，BOTOX施注後の3ヵ月間に集中的な運動療法を行うことが重要である．上記の報告でも，下肢筋の屈曲が増強されている脳性まひ児への治療において，立脚期における膝の屈曲を解消して歩行パターンを改善するには，1回当たり45～60分の訓練を週に3～5回，12週間にわたって継続するといった集中的な運動療法が有効とされている．

2005年から筆者がボツリヌス治療を施行した脳性まひ児・者82人，平均年齢12.1歳（2～72歳）の治療結果の概略を以下に述べる．初回施注時6歳以下の脳性まひ児は47人だった．

症例1（54歳，男性）

ボツリヌス治療を手がけた最初の症例は13年前で，重度アテトーゼ型脳性まひ者（54歳の福祉活動家，男性）であった．後弓反張様に頭部が後屈位（図8-3a，b）をとり，自力で正常位へ戻せなくなり，左半身に電気が走るような痛みを伴った．自らインターネットでボツリヌス治療の情報を得て治療を希望した．両頭板状筋，両僧帽筋，右肩甲挙筋，左広背筋，左腰方形筋などに計200単位を施注，筋緊張の他部へのshiftもなく，とくに副作用はなかった．右方への頭部の回旋，伸展などの筋緊張が軽減，嚥下障害もなく話しやすくなったなど症状改善をみた．初回の治療開始に併せて電動車いすにhead restを装着，座位保持が安定した．図8-3cは13年後の状態を示した．

4～6ヵ月ごとに継続中で，症状緩解が得られている．計24回施注した．抗体産生が気がかりで，十数回目のときに本症例と他の痙性斜頸症例2例で抗体価を計測したが，抗体価の上昇はみられていない．

症例2（45歳，女性）

原因不詳（周産期障害と推定される）のアテトーゼ型脳性まひで緊張型アテトーゼの状態にあった．背臥位で後弓反張し，頸部右回旋，頭部伸展のATNR姿勢を呈し，両股関節は内転屈曲（右＞左），両膝関節は屈曲位（右＞左）で臥床生活を強いられていた（図8-4a）．左上肢は屈曲位で廃用手だった

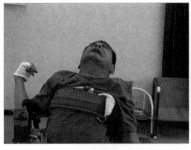
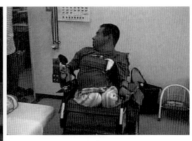
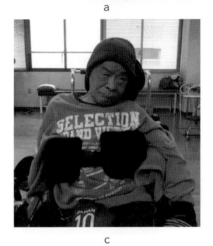

図8-3 症例1（頭部後方伸展）
　　a，b：BOTOX施注前　c：BOTOX施注後

が，右上肢は前腕の回内，回外運動ができ，手関節の掌屈，背屈が可能であった．

　初めは誰もが座ることができるとは思っていなかったが，電動車いすの運転ができるのではないかと施設のスタッフが一丸となって取り組んだ．その端緒を開いたのは(株)シーズから譲り受けた電動車いすであった．座位姿勢を保持するのは困難だったが，ベルトを活用し，本人の意欲とたまたま実習生の援助で時間をかけた運転操作の練習ができ，右手でどうにか運転できるようになった（**図8-4b**）．実際の操作をDVDにおさめ，申請書に添えて県に提出，専用車を入手できた．

　次の目標を廊下や路面での駆動におき，ボツリヌス治療を開始した．どうにか運転できるとはいえ，座位でも頸部の右回旋，頭部の後方伸展が強く，正中位を向くことが困難で臀部での体重受けも不十分であった．

　2回目の施注筋と用量は**表8-1**に示した．6ヵ月間隔での2回のBOTOX施注で運転技術が上達し，廊下の駆動も可能となっているが（**図8-4c**），2回目

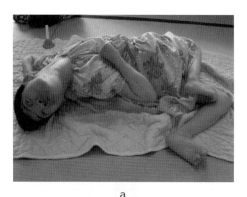
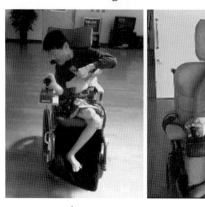
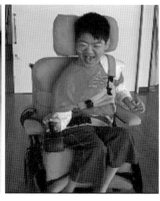

図8-4 症例2（アテトーゼ型脳性まひ）

から1年以上が経過し，痙縮の再発は否めない．しかし，いったん獲得した運転技術は体にしみついており，電動車いすは好きな場所へ行ける足の代わりになり，座位の世界が拡がった．何より本人が電動車いすに乗ることを楽しみにしており，運転できることが嬉しいと運転に意欲的である．このケースでは電動車いすでの運転が施注後の唯一の運動療法になっている．近々3回目の施注予定である．

症例3（55歳，男性）

仮死出生によるアテトーゼ型脳性まひで，独歩できたのは9歳だった．

生活上，手指機能は全然問題なく，20歳頃から転びやすくなり，頻繁に転倒していた．頸椎症性脊髄症が進行して22歳の頃独歩困難となった．20歳から4年間大村パールハイム（重度身体障害者授産施設）で就業したが，頸髄症に加え，長時間にわたる座位就業により，連合反応として下半身に過緊張をもたらしたものと考えられた．24歳のとき歩行障害に対して頸髄の除圧術を受け，伝い歩きが改善し，車の運転もできるようになった．40歳の頃，

表8-1 2回目の施注筋と用量(症例2)

施注筋	単位
右頭板状筋	30
右頸板状筋	30
右僧帽筋(上部)	20
右広背筋	20
右大胸筋	30
右上腕二頭筋	20
右尺側手根屈筋	20
右腰方形筋	30
右長内転筋	30
右内側ハムストリング	30
左頭板状筋	20
左頸板状筋	20
計	300

　頸椎症の進行により上肢機能障害が増悪し，書字困難となって再手術を希望したが，手術しない方がいいと某大学病院で診断された．

　50歳まで食事の自力摂取が可能だった．55歳の現在，日常会話はでき，電動車いす操作も自由だが，ADLは半介助から全介助の状態で，障害者アパートで一人暮らしをしている．痙性斜頸に伴う頑固な頸部痛に対しては53歳からのボツリヌス治療(右頭板状筋，頸板状筋　各50単位，計100単位，1％カルボカイン2ccで溶解)により緩解を得ている．

　成人アテトーゼ型脳性まひにおいて，継続的な運動療法や自主トレーニングにより生活機能の維持をはかるとともに，転倒を予防し頸椎症や頸椎症性脊髄症を少しでも抑えることが大切である．

症例4(52歳，女性)

　アテトーゼ型脳性まひ(52歳，女性)．10歳で独歩できたが，加齢に伴う頸椎症性脊髄症進行のため，右肩部痛のほか両下肢に屈曲反射(flexor spasms，右＞左)が増強，右股関節痛のため立位保持困難となった．変形性股関節症の所見はなかった．

　右僧帽筋，右腸腰筋，右長内転筋，右内側ハムストリング，右縫工筋などに過緊張を認め計100単位を施注，flexor spasmsとそれに伴う疼痛は緩解し，2回目の施注後室内独歩が可能となった．

　その3年後，今度は左股関節痛のため立位保持困難となった．屈曲反射よ

りも伸展反射が強く，右僧帽筋，左長内転筋，左内側ハムストリングに過緊張を認めたため，同筋に計150単位施注し，つたい歩きが可能となっている．

症例5（61歳，女性）

アテトーゼ型脳性まひ（61歳，女性）．15年前まで屋外歩行可能であったが，この数年間つたい歩きとなっている．6ヵ月前から右股関節部痛のため立位保持困難となった．某医で坐骨神経痛の診断で治療を受けたが，治癒しなかった．

右長内転筋，右内側ハムストリングに過緊張を認めたため，緊張がより著しい長内転筋に1％カルボカイン10mLでテストブロックしたところ股関節痛がなくなり，右足関節内反も矯正された．右長内転筋，右内側ハムストリングにBOTOX各50単位を施注，立位保持，つたい歩きが可能となっている．

症例3，4，5は疼痛が主訴での受診であったが，ボツリヌス治療は過緊張に伴う疼痛にも有効である．

成人アテトーゼ型脳性まひの痙性斜頸は計10症例であった．痙性斜頸を伴うアテトーゼ型脳性まひでは過緊張による頑固な頸部痛や肩部痛を訴えることが多いが，施注筋の選定は容易ではない．60歳代のある1例では過緊張の肩部筋に加え小胸筋への施注で肩部痛の緩解を得た．アテトーゼ型脳性まひでは中〜重度障害であっても，離床生活で社会活動ができている人は多い．生活機能維持のために医療的ケアも欠かせない．

症例6は臍帯脱出に伴う重度仮死出産の混合型四肢麻痺（3歳児）で，後弓反張が強く，背臥位をとることが困難であった．頭板状筋，頸板状筋，僧帽筋，広背筋，腰方形筋などに100単位を施注したところ，背臥位，座位をとりやすくなり，夜間の睡眠時間が長くなった．

以上，重度脳性まひ児・者の事例を示したが，独歩可能な中〜軽症の両麻痺型脳性まひや片麻痺型脳性まひではBOTOX治療とCast療法（踵歩きギプス療法）（第10章参照），CI療法の併用により，歩行機能および上肢機能の改善を得ている．

さらに，上肢機能の改善には肩甲帯下制筋群，母指内転筋，手指屈筋群などの過緊張改善を目標にBOTOX施注とスポーツ療法を併用し効果を得ている（第7章Y.R.例p112〜114参照）．

（F）副作用

副作用が82例中11例にみられた．全身性副作用として，発疹が3症例に

みられ2〜14日間で消退，37℃代の発熱が3症例でみられた．感冒との関連は明らかでなかった．

自験例では施注直後の副作用はなかったが，アナフィラキシー・ショックも起こりうるため，2回目まで施注時に血管を確保し，緊急事態に備えている．

局所性副作用として6症例で筋力低下を認めた．アテトーゼ型脳性まひの痙性斜頸2症例では筋力低下に付随したと思われる嚥下障害と発語障害が1〜2ヵ月間持続した．

1例の施注部位，量は頭板状筋（左30単位，右40単位），頸板状筋（左30単位），僧帽筋上部（左，右とも50単位），計200単位で，胸鎖乳突筋へは施注していない．用量が多すぎて近傍筋に影響が及んだものと推測される．もうひとつの原因として睡眠薬と抗不安薬を服用したままでの施注だったことがあげられる．本症例の主訴は過緊張に伴う頸部痛であり，結果的には疼痛の緩解と後弓反張様の斜頸位の改善を得ている．

他の1例は嚥下障害，発語障害の他に頭部の前垂れ現象，座位保持困難をきたした．本症例の施注部位，量は両頭板状筋，両僧帽筋上部，両広背筋，両体幹筋など計100単位で用量としては決して多くないが，本症例もセルシンを服薬したままでの施注が副作用を大きくしたものと思われる．結果的に後弓反張様の斜頸位は改善されていない．

他の4例は上肢1例，下肢3例に筋力低下をきたし，3週間以内で回復している．一時的に立ちにくくなったのが3例，上肢施注例で手すりは持ちやすいが，コップを持ちにくくなったのが1例あった．

痙性が強い筋ほど随意筋力も低下しているため，副作用としての筋力低下には注意が必要である．

原則として，BOTOX施注時は筋弛緩剤の投与を中止すべきである．

2 まとめ

ボツリヌス治療は脳性まひ児・者の痙縮緩解や痙縮に伴う疼痛に有効である．成長期にある脳性まひ児においては，BOTOX施注と運動療法の併用で運動発達を促進することができる．

運動療法も児が主体的に体を動かすことが重要で，遊具（すべり台，ぶらんこなど），スポーツ療法（自転車，水泳，乗馬，インラインスケート，ツインバスケット，風船テニスなど）および日常生活諸動作を介した取り組みが

効果的である．

■ 第8章の文献

1) 木村　淳（監修）：ジストニアとボツリヌス治療　改訂第2版. 診断と治療社，2005.
2) 千野直一：神経筋接合部とA型ボツリヌス毒素製剤. *Jpn J Rehabil Med*, **50**（4）：298-305, 2013.
3) 根津敦夫：JBCP Expert Opinion Consensus Meetingの報告. 2013.
4) Jost W（原著）/ 梶　龍兒（監訳）：ボツリヌス療法アトラス. 医学書院，2012.
5) Reimers J：Static and dynamic problems in spastic cerebral palsy. *J Bone Joint Surg Br*, **55**（4）：822-827, 1973.
6) Duvall EN：Kinesiology：The Anatomy of Motion. Prentice-Hall, 1959.
7) 原口友里：CI療法 / 穐山富太郎・他（編著）：脳性麻痺ハンドブック　第2版. pp218-220, 医歯薬出版, 2015.
8) Scholtes VA, et al.：Effect of multilevel botulinum toxin a and comprehensive rehabilitation on gait in cerebral palsy. *Pediatr Neurol*, **36**（1）：30-39, 2007.

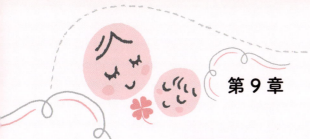

第9章

踵歩きギプス
（Heel gait cast；HGC）

　立位バランスは大きく分けて踵バランスと趾バランスとからなるが，痙性を伴う脳性まひ児では主として趾バランスで歩行し，踵バランスは乏しいか，踵の着地すらできない場合がある．ちなみに正常立位での足底圧分布は，踵60.5％，中足部7.8％，前足部28.1％，趾3.6％と報告されている[1]．

　脳性まひ児における痙縮の存在は正常な姿勢反応の発達を妨害するのみならず，緊張性姿勢反射活動の影響下に，加齢とともに型にはまった異常な感覚-運動パターンを身につけてしまう原因となる．いったん関節の変形・拘縮が生ずると，それらは成長につれて増強の一途をたどる．

　踵歩きギプス療法の目標は，歩行可能な痙直型脳性まひ児において，歩行させながら足関節伸筋群の痙縮を抑制すると同時にそれらの拮抗筋である足関節屈筋群の筋収縮を促通し，パラシュート反応，バランス反応を獲得させることにある．いったん，バランス反応を獲得し，正常に近い感覚-運動パターンを身につけると痙縮や緊張性姿勢反射活動の影響を最小限に抑えることが可能となる．

　本法は熟練したcasting テクニックと適切な理学療法なくして治療効果をあげることはできない．casting の手順と適応，理学療法，痙縮緩解メカニズム，下肢の痙縮評価について述べた．ギプスはできうるかぎりうすく巻く．6歳までは3列1巻で巻きあげることができる．疼痛を訴える場合はただちにギプスカットする．castingに習熟し，うまく巻くことができれば，立位保持ができやすくなるため子どもたちはギプス装着をいやがらないこともしばしばある．踵歩きギプスを経験した子どもの中には，子ども自身踵歩きギプスを再志願するケースすらある．

　両麻痺型脳性まひ，片麻痺型脳性まひ児の尖足歩行は治癒しない．しかし，下腿三頭筋など足関節底屈筋群の痙性を抑制し，足底支持面を大きくすればバランス反応は改善し，歩行運動は安定化する．さらに，前脛骨筋など足関節背屈筋群の働きを誘発，強化できれば歩行運動パターンは改善する．

　踵歩きギプス療法により，長座位における足関節の選択的な随意背屈運動

までは比較的容易に引き出すことができる．しかし，大脳皮質の働きによる長座位での足関節随意背屈運動ができても，歩行やジャンプ，スキップなど運動遂行時の運動制御系は脳幹部にあるため，感覚−運動パターンの学習なしに，運動遂行時の無意識的な足関節背屈運動は身につかない．

新しい運動技能としての感覚−運動パターンの学習には反復運動が求められる．万回反復運動として当センターではインラインスケート，バランスボード（ツインバスケットとの組み合わせ），ジャンプ，縄跳び，山登りなどスポーツ療法を導入している．

1 Castingの手順[2, 3]

準備する材料を図9-1，表9-1に示す．

①患児をギプス台に仰臥位に寝かせる．

②toe adduction，toe graspingを予防するために，足趾間にルナスポンジを挿入し，母趾内側，小趾外側にフェルトを当て，テープで固定する（図9-2）．これらはギプスを巻き終えた後に除去する．

③ストッキングを膝上まで被せる．足先は丸めて留める（図9-3）．

④内果，外果，アキレス腱部に糊付フェルトを貼る（図9-4）．

⑤下巻材を巻く．内果，外果部は厚めに巻く（図9-5）．

⑥下腿上端部でのギプスのくい込みをさけるため，帯状の糊付フェルトを貼る．脛骨前面部を2〜3cm開く（図9-6）．

⑦heel standing，heel walkingの目的で，原則として，足関節を5〜10°背屈位にギプスを巻く．ただし，痙縮が強く，足関節を5°背屈位に保持困難なケースやすでに拘縮を来たしかけているケースでは，初回は5°以下の最大背屈位で巻き，痙縮緩解，拘縮軽減が得られたあと5〜10°背屈位で巻く．独歩できない児は0°で巻き，立位保持機能を強化する．

綿包帯を巻くときから足関節を所定の肢位に保持しておくことが重要で，castingの途中で底背屈すると，循環障害を起こしたり，ギプスひだの圧迫によって足関節背側部やアキレス腱部の皮膚壊死をもたらすとともに，それらによる疼痛はむしろ痙縮を増強させる原因となる（図9-7）．

⑧ギプスを下腿上部から巻きはじめる．ギプス巻きは足持ち役が重要で，足関節は内外反中間位で，所定の角度を維持しておく．踵骨の不十分な引き下げと，前足部の不用意な背屈は舟底足をもたらすので細心の注意が必要である．

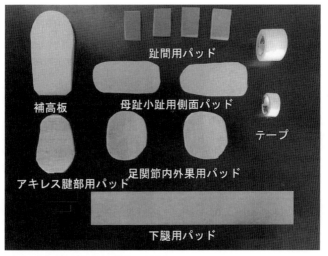

図9-1 踵歩きギプス作成の材料
補高板は立位保持を安定化させるために使用する．前足部と踵部兼用である．

表9-1 踵歩きギプスの材料

①準備する材料
1. 趾間用パッド（6mmルナスポンジ又はフェルト）
2. 母趾，小趾の側面用パッド（3mmのフェルト）
3. 足関節の内果，外果用パッド（3mmの糊付フェルト）
4. アキレス腱部用パッド（3mmの糊付フェルト）
5. 下腿（腓骨頭下）を1周する長さのフェルト（5mm幅）
6. 前足部用の補高板（エターライトを楔状にしたもの，5〜10mm厚）
7. フェルトパッドを留める紙テープ（約1cm幅）と布テープ（5cm幅）
8. 材料は片足分　フェルトは3mm厚を使用
②その他
1. ストッキネット（2号〜3号）
2. ギプス用下巻材（3裂1巻）
3. プラスチックギプス（幼児の場合ソフトタイプ3インチ1巻，小学生位になるとソフトタイプ3インチ1巻＋ハードタイプ3インチ1巻）
4. プラスチックをカットする鋏（市販の剪定鋏で良い）
5. ギプス開排器
6. 包帯ハサミ
7. 電動ギプスカッター
8. ゴム手袋

第9章　踵歩きギプス（Heel gait cast ; HGC）

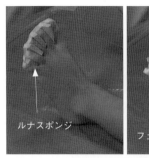
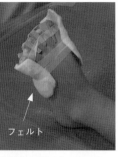

図9-2 ルナスポンジを足趾間に挿入して固定

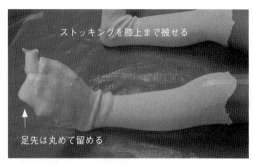

図9-3 ストッキングを被せる

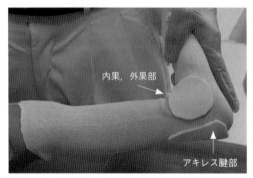

図9-4 糊付フェルトを貼る

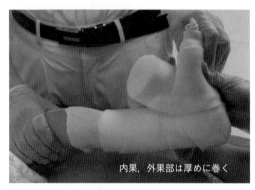

図9-5 下巻材を巻く

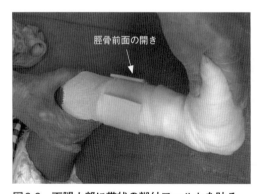

図9-6 下腿上部に帯状の糊付フェルトを貼る

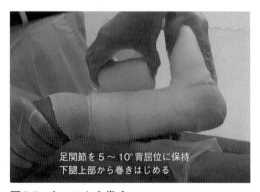

図9-7 キャストを巻く

⑨足部は踵部をうすく(一重)巻き,踵の着地感覚を感じとり易いようにする.前足部は3回折り返し,趾は伸展位とする.足関節部分は8の字に巻く(図9-8〜9-16).

⑩castingに際して,患肢の保持が最も重要で,ギプスを巻く人との呼吸を合わせることが大切である.

⑪ギプスの量は最小必要限度にとどめ,可能なかぎりうすく巻くように心が

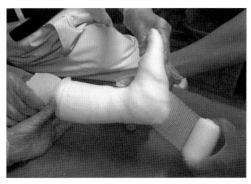

図9-8　踵骨部分は薄く巻く

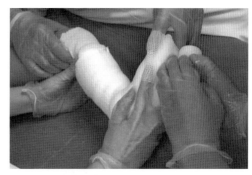

図9-9　前足部の折り返し

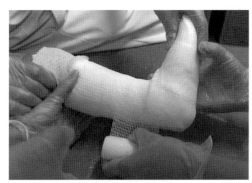

図9-10　足関節部は8の字に巻く

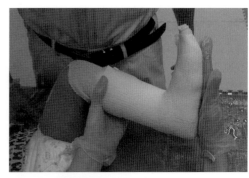

図9-11　肢位の保持
背屈角度維持，内外反中間位，足底を平らに押さえ保持する．足趾は伸展位とする．

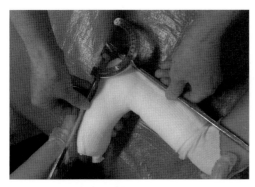

図9-12　背屈角度の確認

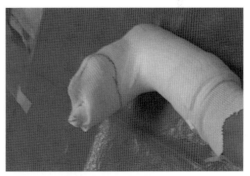

図9-13　前足部のカットライン
1～5趾MP関節上部を通る．

けねばならない．6歳頃までは3列1巻きで十分である．

⑫ギプス装着期間は原則1週間とし，ギプスカット時に圧迫所見がなければ通常1クール1週間を2～3回くりかえす．症例によっては2～3週間装着することもある．cast装着により疼痛が生ずれば，ただちに除去し再度巻

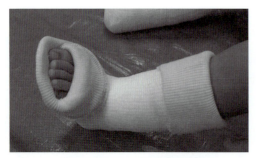

図9-14 スポンジとフェルトを除去する
趾につけたスポンジとフェルトを除去し,ストッキングを折り返す.

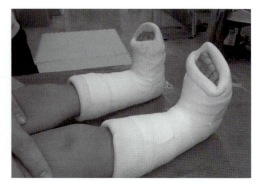

図9-15 布テープでストッキングを固定

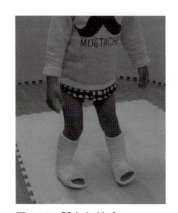

図9-16 踵歩きギプス

き直す.図9-17は3週間履きふるした状態を示し,それぞれ6歳の両麻痺型,片麻痺型脳性まひ例である.

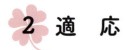 2 適　応

　第一の適応は独歩可能(歩行開始後少なくとも6ヵ月経過したもの)な症例に対してであり,股・膝関節に器質的な屈曲拘縮を伴わないか,伴っても軽度であることが適応条件となる.つまり第一の適応は軽症例に対してであり,その目標はheel-toe gaitの獲得にある.

　第二の適応は2歳前後のつかまり立ちレベルの症例に対して立位バランスと独歩獲得を目標に早期適応がある.

　第三の適応はボツリヌス治療を併用したHGC療法である.下腿三頭筋のほか,腸腰筋,股内転筋,ハムストリングなどに痙縮を伴っていても,BOTOX

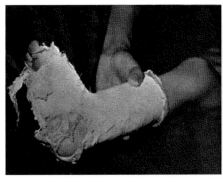
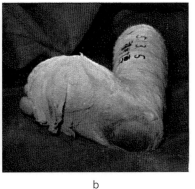

図9-17　履きふるした状態
　　　a：両麻痺型脳性まひ（6歳）　b：片麻痺型脳性まひ（6歳）

施注によりその適応がひろがる．
　第四の適応は尖足内反変形や鋏肢位に対する手術後の後療法としてである．
　第五の適応は特発性尖足歩行[3〜5]である．特発性尖足歩行（idiopathic toe walking；ITW）とは，特別な原因がなくtoe-toe歩行パターンで歩く子どもたちの状態をさす．それは習慣性toe-walkingおよび先天性アキレス腱短縮とも関連している[6]．
　Griffinら（1977）[5]は生後8〜13ヵ月の間に歩き始め，足関節の他動的背屈制限を除いて整形外科的にも，神経学的にも正常な5歳から9歳までの6名の習慣性toe-walkersに対して，serial casts前後の歩行筋電図学的研究を施行した．治療は，最低6週間，足関節最大背屈位でserial castsを巻き，その後足関節背屈exerciseやheel-toe歩行トレーニングを行った．
　その結果，足関節のROMは正常化し，heel-toe歩行となった．筋電図学的にも，歩行パターンは下腿三頭筋と前脛骨筋間の正常な相反性筋活動を示した．短い間隔で繰り返し適用するserial castsによって，toe歩行パターンをheel-toe歩行パターンへ変えることができると述べている．
　第六の適応は発達障害児の極端な爪先歩きである．発達障害児の中にも爪先歩きを好む児がいる．自験例は超低出生体重児で軽度の痙縮を伴い，立位保持では踵を下ろせるのに，歩き出すとtoe-heel歩行になる多動性を伴う児である．heel contactを不快とするようにも受けとれる．ボツリヌス治療とHGC療法を継続中であるが，徐々にheel-toe歩行が身につきつつある．

3 非適応

①不可逆的拘縮を伴う痙性尖足，およそ10歳以降
②運動療法を施せないケース

4 痙縮緩解メカニズム

　成人してから発症する痙性麻痺は，高位中枢からの解放現象として出現するが，発達過程にある乳幼児においては，同じ解放現象でも，それによって生ずる緊張性姿勢反射活動と脊髄反射亢進のために正常な姿勢反応の発達が妨害される点が異なる．

　heel gait castのねらいは，歩行時における足関節底屈内反筋群の痙性を抑制し，足関節背屈外反筋群を促通して足関節の正常に近い感覚−運動パターンを学習させることにある．

　heel gait castは理学療法の一助として応用すべきもので，理学療法なくしては何の役にも立たない．いいかえれば理学療法にもとづく全身的な姿勢反応，運動機能獲得のための治療テクニックがheel gait castの効果をもたらすということがいえる．しかし，ここではheel gait castを中心に痙縮緩解メカニズムについて述べる．

①足関節背屈位ギプスにより，足関節伸筋群に対して持続的に加えられるslow stretchによって同筋群の筋紡錘二次終末（secondary ending）から発する求心性インパルスはGⅡ線維を通してpolysynapticに同筋群支配のα運動ニューロンに対し抑制作用を及ぼし，拮抗筋群支配のα運動ニューロンに対して促通的影響を及ぼす．同様に，踵歩きによって足関節伸筋群の腱器官から発するインパルスはGⅠb線維を通して同筋群のα運動ニューロンに対しpolysynapticに抑制作用を及ぼし，拮抗筋群のα運動ニューロンに対して促通作用を及ぼすものと推測される．

　強い痙縮を伴う脳性まひ児の骨折に対するギプス包帯固定のあと，痙縮緩解が得られることは経験的に知られていることである．このことは，痙縮筋に持続的に伸張を加えた状態でのギプス固定が，痙縮を緩解させたと考えることができる．

②Eldred[6]とHagbarthは皮膚刺激によって起こるγニューロン促通もしくは抑制が，αニューロンの促通もしくは抑制を起こすこと，またγニュー

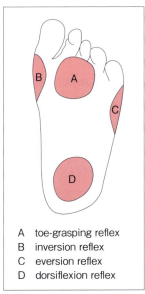

図9-18 足の緊張性反射
〔Duncan, 1960[7]〕

ロンの閾値がαニューロンの閾値より低いから，このような過程を利用して，筋収縮を変化させることができることを推論しているが，皮膚刺激による筋収縮効果を応用した理学療法テクニックはいくつかある（Roodの治療アプローチなど）．

Duncan[7]は足部の原始的緊張性反射のひとつにdorsiflexion reflexをあげ，vibratorによる足底踵部の皮膚刺激で誘発されることを述べている．heel gait castによるheel standing，heel gait時の踵部の皮膚刺激は，潜在的に存在するこのdorsiflexion reflexを通して，足関節背屈運動を促通することが推測される（図9-18）．

③踵立ち，踵歩きをするとき，足関節背屈外反筋群（特に前脛骨筋）に抗重力的に筋収縮が強まることはわれわれが実際に経験することができるが，heel gait cast歩行時の筋電図においてもこのことは明瞭であった．踵立ち，踵歩きによる足関節背屈筋群に対する抗重力的促通効果が第三の痙縮緩解メカニズムとして考えられる．

以上の3点を，足関節底屈筋群に対する主な痙縮緩解作用であると推測したが，実際の治療において，これらの相乗作用を期待するものである．しかし，前述したように，適切な理学療法なくしてはその効果を期待することはできない．

5 運動機能の評価

運動機能改善度は独自のspasticity score[2]（表9-2, 図9-19）と立位バランス機能（バランスボード，ジャンプなど）の改善から評価した．spasticity scoreは長座位における足関節の能動的背屈角度，速い速度とゆっくりした速度による受動的背屈角度，仰臥位における股・膝関節90°屈曲位からの速い速度での膝関節の受動的伸展，仰臥位での股関節に対するゆっくりした速度での受動的伸展，および立位において被検児の上胸部を後方へ軽く突き倒してバランスをこわすとき誘発される足趾，足関節の背屈運動の6項目をcast療法前後で比較した．各項目を0点，1点，2点の3段階に分けて評価し，合計点が高いほど痙性麻痺が強いことを示す．

6 理学療法[2, 3]

①抗重力的協調運動exercise

患肢での十分な体重支持機能を獲得させるために，踵立ちで骨盤帯を支持し，正しい姿勢緊張を得させたあと，踵立ちから適度の高さのベンチ（高いベンチから順次低くしていく）へゆっくり座らせ，ついで踵をつけた状態でゆっくり立ち上がらせて，正しい踵立ち位へもどさせる．このスクワット運動に際して，お尻を数cm左右へshiftさせると（scooting運動），歩行時の左右への体重移動につながる（図9-20）．この抗重力的協調運動機能が正常歩行にとって最も基本的なものであり，頻回にくりかえし行うことが必要である．このexerciseにおいて骨盤帯または肩甲帯から踵方向へ圧を加えることにより，足関節背屈筋群に対する促通作用のみならず，股・膝関節部のstabilizing functionが強化され，ひいては足関節機能に好影響をもたらすことになる．

②パラシュート反応exercise

患足heelをセラピストの手掌にのせさせ，患肢を股外転方向へ引いてパラシュート反応を誘発する（図9-21）．

ついで，前方，後方，斜方向へパラシュート反応を誘発する．この際，体重がheelに十分乗るよう心がける．両麻痺型脳性まひでは運動機能障害が軽い方からexerciseを開始する．

表9-2 下肢痙縮スコア

スコア		0		1		2		
足関節	随意背屈	15°以上	右 左	1～14°	右 左	0°以下	右 左	
	速いストレッチ	15°以上	右 左	1～14°	右 左	0°以下	右 左	
	遅いストレッチ	25°以上	右 左	16～24°	右 左	15°以下	右 左	
膝関節	速いストレッチ	20°以下	右 左	21～39°	右 左	40°以上	右 左	
股関節	遅いストレッチ	0°	右 左	1～14°	右 左	15°以上	右 左	
立位バランス	後方倒し	足関節背屈,足趾伸展ともに可	右 左	足関節背屈,または足趾伸展可	右 左	足関節背屈,足趾伸展ともに不可	右 左	立位

スコア　0～7：軽度，8～10：中等度，11以上：重度

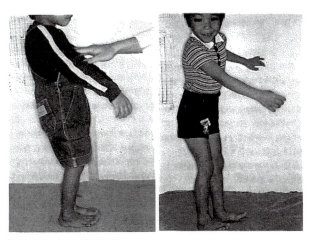

図9-19　立位バランス

③バランス反応exercise

　セラピストは片足を持ち上げて患肢(exercise肢)で踵立ちをさせ，前後，左右，斜めへ重心を移動させてバランス反応を誘発する(図9-22a)．持ち上げた片足から重心移動をコントロールするが，大きくバランスをこわさないよう注意すべきである．図9-22bはバランスボードexerciseである．

　以上の3点が基本的なexerciseであるが，これらのほかに，家庭でのexerciseプログラムとして，立位姿勢で，両下肢交互の体重移動exercise

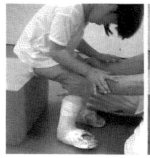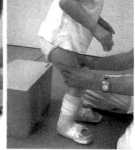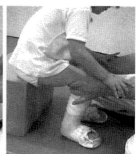

図9-20　scooting exercise

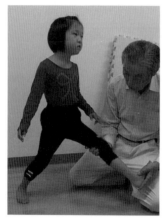

図9-21　パラシュート反応

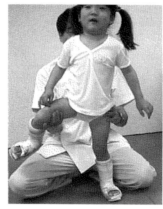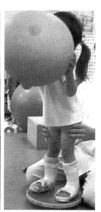

　　　　a　　　　　　　　b

図9-22　バランス反応

　（see-saw exercise）を前後，左右に行ったあと，両下肢をそろえた踵立ち位でside to side, forwards to backwards およびdiagonal directions 各方向への重心移動を，上半身をpushingすることにより起こさせ，バランス反応を強化する．前方歩きのみでなく，側方歩き，後方歩きも奨励する．

　ギプス除去後，バランスボードを利用したexerciseはバランス反応の獲得に効果的である．図9-23は軽症の両麻痺型脳性まひで，cast療法開始後，3年が経過しているが曲率半径23.2cm，高さ5cmのバランスボードを用いたバランスexerciseを示す．さらに，スポーツ療法としてインラインスケート＆ラグビーをとりいれている．

症例　3歳，女児

　脳室周囲白質軟化症による両麻痺型脳性まひ．

　生下時体重1,590g，在胎31週，双胎児．初診　1歳8ヵ月．独歩1歳2ヵ月，痙性歩行も目立たなかったため経過観察とした．3歳9ヵ月時，三輪車こぎも走行もできたが，尖足歩行のため再受診．HGC療法を施行した．cast前

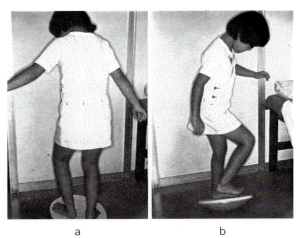

| | | a | b | |

図9-23 バランスボード exercise

スコア		0	1	2	
足関節	随意背屈	15°以上　右 　　　　　左	1〜14°　㊨ 　　　　　左	0°以下　右 　　　　　㊧	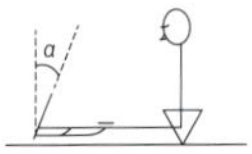
	速いストレッチ	15°以上　右 　　　　　左	1〜14°　㊨ 　　　　　左	0°以下　右 　　　　　㊧	
	遅いストレッチ	25°以上　㊨ 　　　　　㊧	16〜24°　右 　　　　　左	15°以下　右 　　　　　左	
膝関節	速いストレッチ	20°以下　右 　　　　　左	21〜39°　㊨ 　　　　　㊧	40°以上　右 　　　　　左	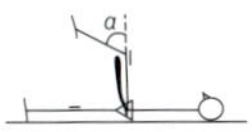
股関節	遅いストレッチ	0°　㊨ 　　㊧	1〜14°　右 　　　　　左	15°以上　右 　　　　　左	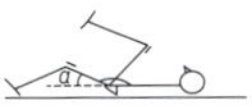
立位バランス	後方倒し	足関節背屈，足趾伸展ともに可　右 　　　　　　　　　　　　　　　左	足関節背屈，または足趾伸展可　㊨ 　　　　　　　　　　　　　　　左	足関節背屈，足趾伸展ともに不可　右 　　　　　　　　　　　　　　　　㊧	立位

スコア 0〜7：軽度，8〜10：中等度，11以上：重度

図9-24 両麻痺型脳性まひ（軽症例）
　　　　痙縮スコア　右下肢4点，左下肢7点

　の下肢痙縮スコアは右下肢4点，左下肢7点（図9-24）の軽症例である．HGC前の歩行を図9-25に示す．
　両足関節とも5°背屈のHGCを1週間施した．cast後歩行時の足底着地面積は右60%，左30%といくらか改善した．1ヵ月後2回目のHGCを両足関節とも10°背屈位で2週間装着，プラスチック，ソフトタイプ3インチ1巻を使用．運動療法は，①立位バランス訓練（バランスボードなど），②台（25cm）

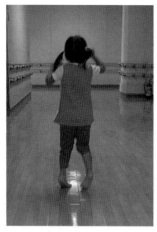
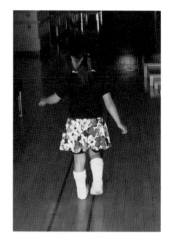

図9-25　踵歩きギプス治療前　　図9-26　HGC歩行

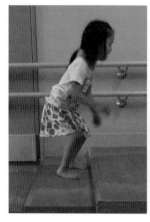
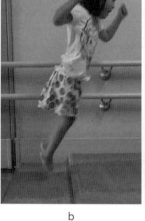
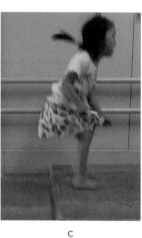

　　　　a　　　　　　　　　　b　　　　　　　　　　c

図9-27　とびのり

からの介助とび下り，とび乗り，③スクワット運動，④片膝立ち（踵立ち），⑤踵歩きなどを行った．2回目のcast後，歩行時の足底着地面積は左右とも80％と改善した．

　その2ヵ月後に3回目，さらに3ヵ月後に4回目のHGCを両足関節とも10°背屈位で巻き，前足部にくさび型の補高板を装着し，踵着地の安定化をはかった．castは2週間施し運動療法を継続した．HGC歩行（図9-26）

　HGC療法開始1年後の現在，長座位での足関節の随意背屈運動は右15°，左10°となり，下肢痙縮スコアも右下肢2点，左下肢3点と改善している．運動機能もジャンプが上手になり，ゆっくり歩くとheel-toe歩行ができるようになっている（図9-27，9-28，9-29）．しかし，heel-toe歩行がいったん可

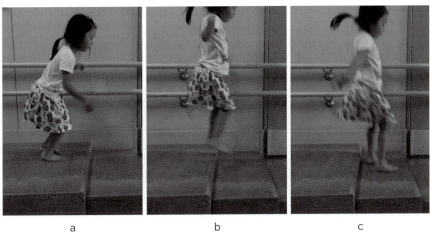

　　　　a　　　　　　　　b　　　　　　　　c

図9-28　とびおり

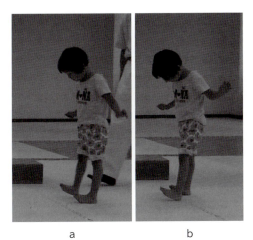

　　　　a　　　　　　　　b

図9-29　踵歩き

　能となっても緊張性相反性抑制（tonic reciprocal inhibition）などの影響により toe-heel 歩行へ後戻りする傾向が強いため，立位バランスや heel-toe 歩行など新しく獲得できた感覚 – 運動パターンの継続学習（万回運動）をおろそかにすることはできない．

　本章の踵歩きギプス技法は（株）長崎かなえの増田勝也義肢装具士により改修されたものである．

■第9章の文献

1) Cavanagh PR, et al. : Pressure distribution under symptom-free feet during barefoot standing. *Foot ankle*, 7（5）：262-276, 1987.
2) 穐山富太郎・川口幸義：Heel Gait Cast 療法／鈴木

良平（編）：整形外科 Mook　No.20. pp141-154, 金原出版, 1981.
3) 穐山富太郎（編著）：踵歩きギプス療法－ heel gait cast. 医歯薬出版, 2002.
4) Sala DA, et al. : Idiopathic toe-walking : a review. *Dev Med Child Neurol*, **41**（12）: 846-848, 1999.
5) Griffin PP, et al. : Habitual toe-walkers. *J Bone Joint Surg Am*, **59**（1）: 97-101, 1977.
6) Eldred E, Hagbarth KE : Facilitation and inhibition of gamma efferents by stimulation of certain skin areas. *J Neurophysiol*, **17**（1）: 59-65, 1954.
7) Duncan WR : Tonic reflexes of the foot. *J Bone Joint Surg Am*, 42A : 859-868, 1960.

第10章

歩行のためのボツリヌス治療と踵歩きギプス(HGC)療法の併用

　ボツリヌス治療は，2009年から2歳以上の脳性まひの下肢痙縮に伴う尖足歩行，2010年からは上下肢痙縮まで保険適応が拡がり，脳性まひの治療に大きな変革をもたらした．保存的な運動療法の効果を高め，侵襲的な整形外科手術を減少させる結果をもたらしつつある．少なくとも痙性尖足歩行に対するアキレス腱延長術はボツリヌス治療に代わられようとしている．

　従来，軽度の両麻痺型や片麻痺型脳性まひ児に対しては踵歩きギプス(HGC)療法単独である程度の歩行機能改善を得てきたが，ボツリヌス治療の開発によって，踵歩きギプス(HGC)の適応が軽症例のみならず，中〜重度の脳性まひまで拡がった．今でも極軽症例は踵歩きギプス(HGC)単独療法で改善を得ている．

　以下，ボツリヌス治療とHGC療法の併用例を紹介する．

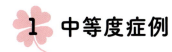 中等度症例

　多くが2〜3歳代で独歩できるようになり，長座位における足関節の随意背屈運動もいくらか可能であるが，加齢につれて随意背屈が困難となり，尖足内反が目立つようになる．できるだけ早期から運動療法を開始すべきである．

症例1．2歳，男，中等度両麻痺型脳性まひ

　生下時体重759g，在胎25W，双胎児，両脳室周囲白質軟化症(PVL)
　【主訴】両足関節が硬い，1歳半検診では異常なしと診断されている．
　【初診時所見：2歳1ヵ月】つたい歩き可能，ひとり立ちは瞬間的に可能(両反張膝を伴う，左＞右)，ADR，PSR，ASR亢進(左＞右)．両下肢痙縮スコアは左右とも8の中等度であった(表10-1)．
　ただちに運動療法を開始したが，2歳6ヵ月で独歩しなかったため，ボツ

表10-1　両下肢痙縮スコア
　　右8, 左8

スコア			0		1		2		
足関節	随意背屈		15°以上	右 左	1〜14°	右 左	0°以下	㊨ ㊧	
	速いストレッチ		15°以上	右 左	1〜14°	右 左	0°以下	㊨ ㊧	
	遅いストレッチ		25°以上	㊨ ㊧	16〜24°	右 左	15°以下	右 左	
膝関節	速いストレッチ		20°以下	右 左	21〜39°	右 左	40°以上	㊨ ㊧	
股関節	遅いストレッチ		0°	㊨ ㊧	1〜14°	右 左	15°以上	右 左	
立位バランス	後方倒し		足関節背屈，足趾伸展ともに可	右 左	足関節背屈，または足趾伸展可	右 左	足関節背屈，足趾伸展ともに不可	㊨ ㊧	立位

スコア　0〜7：軽度，8〜10：中等度，11以上：重度

表10-2　1回目BOTOX施注筋と施注量

	右	左
長内転筋	-	25単位
内側ハムストリング	15単位	25単位
内側腓腹筋	15単位	25単位
外側腓腹筋	15単位	25単位

（計150単位，14単位/kg）

リヌス治療と踵歩きギプス（HGC）療法を開始した．長内転筋，内側ハムストリングにも過緊張を認めた．1回目のBOTOX施注筋と施注量を**表10-2**に示す．

　BOTOX施注15日目に両足関節とも0°の踵歩きギプス（HGC）を2週間装着し，スクワット運動，ひとり立ち，PCウォーカー歩行など運動療法を施行し，壁立ちと10秒間のひとり立ちができた（**図10-1**）．2回目のBOTOX施注後は高這い位からの立ち上がりが可能となり，30秒間立位保持できたが，両反張膝を伴ったため，両足関節とも5°背屈位の踵歩きギプス（HGC）を2週間装着し，スクワット運動と立位バランス訓練（バランスボードなど）を施行した．

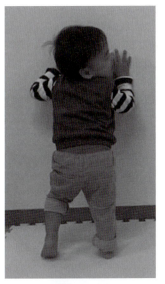

図10-1　2歳6ヵ月
BOTOX1回目　壁立ち

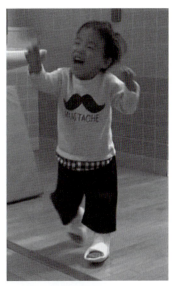

図10-2　3歳5ヵ月
BOTOX施注3回目後の踵歩きギプス

表10-3　3回目BOTOX施注筋と施注量

	右	左
長内転筋	25単位	25単位
内側ハムストリング	-	25単位
内側腓腹筋	12.5単位	25単位
外側腓腹筋	12.5単位	25単位

(計150単位, 12.3単位/kg)

【3歳2ヵ月】独歩を始めたが，立ち止まり不可だった．

【3歳5ヵ月】3回目のBOTOX施注を行った(表10-3)．

BOTOX施注後，両足関節10°背屈位の踵歩きギプス(HGC)を1週間装着後，長座位での足関節随意背屈は右0°，左-5°と改善し，10歩独歩できた(図10-2)．

ギプスカット1週後，再度両足関節5°背屈位の踵歩きギプス(HGC)を2週間装着し，スクワット運動，バランスボードを用いた立位バランス訓練，両手を支えたジャンプ運動，三輪車こぎなど運動療法を実施した．踵は浮きかげんだが，歩行時の足底着地面積は2/3以上となった(図10-3)．

4回目のBOTOX施注も3回目と同様とし，両足関節10°背屈位の踵歩きギプス(HGC)を2週間装着した．その結果，長座位での足関節随意背屈は右5°，

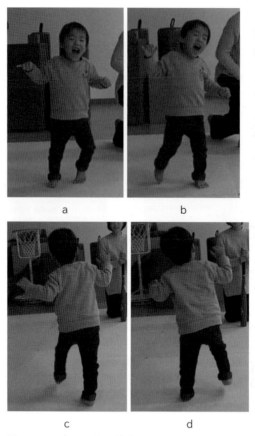

図10-3 3歳5ヵ月 独歩

左0°とさらに改善した．左股関節が内転位をとる傾向があるが，30m独歩でき，方向転換や立ち止まりも可能となった（図10-4，10-5）．

　長座位での足関節随意背屈運動ができるようになっても，運動遂行時には痙性が出現し，足関節背屈機能を生かすことはできない．また，痙性の強い下腿三頭筋から前脛骨筋に対し緊張性相反性抑制作用が働き，足関節随意背屈機能は一般的に逆戻りする傾向にある．いったん，獲得できた随意運動性を維持するとともに，さらに脳幹レベルの姿勢反応や感覚−運動（歩行）パターンの学習に生かさねばならない．歩行や運動遂行時に足関節機能が十分参与できるようになるには，繰り返しの感覚−運動パターン学習を必要とすることは前述した．

症例2．11ヵ月，男，四肢麻痺型脳性まひ

　生下体重3,000g，早産，仮死出生（母親：分娩前に腎盂腎炎，敗血症，低

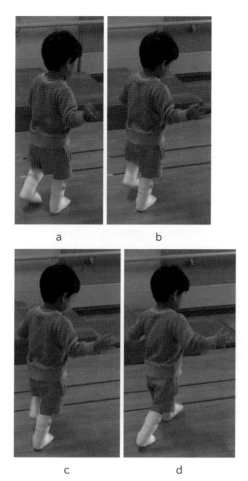

図10-4 踵歩きギプス4回目

血圧).MRI画像で基底核周辺に高信号を認め,周産期の低酸素や虚血の影響が考えられた.

【初診時所見(生後11ヵ月)】creeping 両手背を使って這う,起立反射陽性(左>右),随意把握 両手とも可,右半身と比較して左半身の運動障害が強い.ただちに運動療法を開始した.

【1歳8ヵ月】crawling可,膝歩き2〜3歩,ひとり立ち数秒間.PCW処方.

【2歳1ヵ月】独歩9歩,尖足外反(左>右),左反張膝を伴う.

【2歳6ヵ月】1回目のHGC(両0°)を2週間装着した.立位バランス獲得初期段階ではHGCは足関節0°で巻く.ギプス前の下肢痙縮スコアは右4,左6と軽度だった.

cast前後の長座位での足関節随意背屈運動は**表10-4**のように改善した.

cast前,中,後ともスクワット運動,バランスボード訓練,ジャンプ運動,

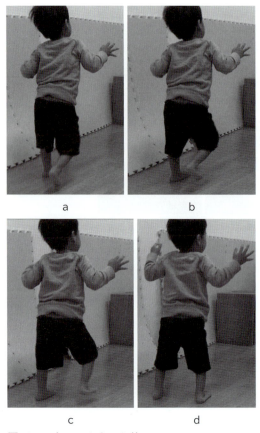

図10-5 キャストカット後

表10-4 長座位での足関節随意背屈

	右	左
HGC前	わずかに可	不可
HGC後	10°	0°

体幹回旋運動など運動療法を実施した．股内転筋緊張(左＞右)を伴いながらも歩行時の足底着地面積は左右とも50％と改善した．

【2歳10ヵ月】2回目のHGC(両，5°背屈位)療法を実施．2回目からはBOTOX治療を併用した(図10-6，表10-5)．

【3歳4ヵ月】2回目BOTOX施注(前回と同量)，3回目HGC(両，10°背屈位，2週間)，自由に歩かせるが，1日3回手つなぎでの踵歩きを奨励した．

3歳半の現在，長座位での足関節随意背屈運動(ADF)，速いストレッチ(FS)，遅いストレッチ(SS)は改善しており(図10-7，表10-6)，素足での踵歩きができるようになっている(図10-8)．

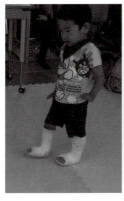 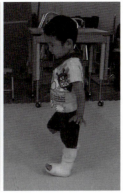

図10-6 踵歩きギプス（5°背屈位）
a：踵歩き　b：片脚立ち

表10-5 1回目のBOTOX施注筋と施注量

	右	左
長内転筋	25単位	25単位
内側腓腹筋	12.5単位	12.5単位
外側腓腹筋	12.5単位	12.5単位

（計100単位，10mg/kg）

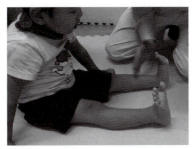

図10-7 長座位での足関節随意背屈

表10-6 長座位

足関節	右	左
随意背屈	10°	5°
速いストレッチ	5°	5°
遅いストレッチ	25°	25°

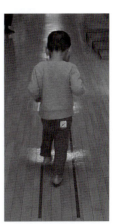

図10-8 素足での踵歩き

運動遂行時の足関節背屈機能強化を目的に三輪車こぎ，ジャンプなど運動療法を継続するとともにインサート（縦アーチ，横アーチ，medial wedge，踵補高7mm）付の半長靴を使用している．

症例3．1歳11ヵ月，女，両麻痺型脳性まひ

生下時体重1,946g，在胎32W，脳室周囲白質軟化症（PVL）

【主訴】両下肢のつっぱり感，ワイドベース歩行（独歩，1歳10ヵ月）

【初診時所見（1歳11ヵ月）】両アキレス腱反射亢進，蹲踞可，転倒し易い．長座位での両足関節随意背屈不可，速いストレッチ0°（両），遅いストレッチ25°（両）で，両下肢痙縮スコアは右下肢6，左下肢5だった．ただちに運動療法を施行した．

【2歳6ヵ月】高這いからの立ち上がりができたが，鋏状歩行を呈し，両尖足内反，左反張膝を伴った．

【2歳7ヵ月】1回目のBOTOXを両腓腹筋に計100単位施注した．BOTOX施注後3日目に1回目のHGC（両，0°）を2週間装着，スクワット運動，ジャンプ，バランスボード訓練を施行した．ギプスカット時，長座位での足関節可動域は以下のように改善した（表10-7）．

しかし2ヵ月後には両足関節の運動制限が再発し（表10-8），反張膝（右＞左）も伴ったので，2回目のHGC（両，5°背屈位）を2週間装着（図10-9），右反張膝は軽度残存したが，HGC後足底着地面積は左右とも60％と改善した．

【3歳】タマラック関節付両短下肢装具を装着した．

【3歳8ヵ月】運動療法を継続したにもかかわらず，長座位での両足関節の運動制限は徐々に増悪，鋏状歩行が目立ってきた．床からのジャンプはできなかった．長内転筋の過緊張も伴ったので，2回目のBOTOXは両長内転筋にも施注した（表10-9）．

施注2週間後に3回目のHGC（両，10°背屈位）を2週間装着した．cast下によく歩き，坂道も上り下りできた．cast後，表10-10のように改善し，床からのジャンプと25cmの台からのとび下りができるようになった．

【4歳3ヵ月時】とび箱がとべるようになりたいと，3回目のBOTOX施注を希望してきたので，2回目同様のBOTOX施注後に4回目の踵歩きギプス（HGC）（右5°，左10°背屈位）を1週間装着，1週間後に左はそのままとし，右のみ10°背屈位に巻き替えた（図10-9）．

cast後は歩行，バランスボード片脚立ち，自転車こぎ，ジャンプ，縄跳びなど図10-10〜10-12に示すように改善した．近いうちに跳び箱もとべるようになるのではないかと期待している．

BOTOX施注，踵歩きギプス（HGC），運動療法により運動機能の改善は得

表10-7　長座位での運動制限

足関節	右	左
随意背屈（ADF）	0°	0°
速いストレッチ（FS）	10°	10°
遅いストレッチ（SS）	25°	25°

表10-8　長座位での運動制限

足関節	右	左
随意背屈（ADF）	－20°	－10°
速いストレッチ（FS）	10°	10°
遅いストレッチ（SS）	20°	25°

表10-9　BOTOX施注

	右	左
長内転筋	25単位	25単位
内側腓腹筋	25単位	25単位
外側腓腹筋	25単位	25単位

（計150単位，10単位/kg）

表10-10　長座位での運動制限

足関節	右	左
随意背屈（ADF）	－10°	10°
速いストレッチ（FS）	10°	15°
遅いストレッチ（SS）	20°	25°

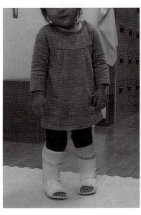
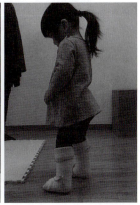

a　　　　　　　　b

図10-9　HGC装着

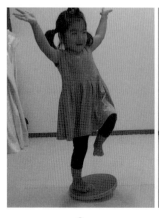
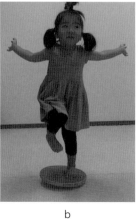
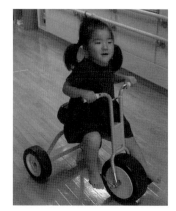

　　　a　　　　　　　　b　　　　　　　図10-11　自転車こぎ
図10-10　バランスボード片脚立ち

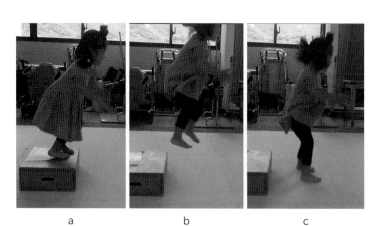

　　a　　　　　　b　　　　　　c
図10-12　ジャンプ（とびおり）

られても，時間の経過（加齢）につれて痙性に伴う変形，拘縮は再発傾向にあるため，成長期にあって運動療法，踵歩きギプス（HGC）療法，ボツリヌス治療の継続を必要とすることが多い．

症例4．1歳6ヵ月，女，両麻痺型脳性まひ

　生下時体重1,962g，在胎32週，PVL（脳室周囲白質軟化症）

　【初診時所見】四つ這い可（軽度totalパターン），つかまり立ち可，尖足左＞右，つたい歩き数歩，膝立ち可，1歳2ヵ月から保育園通園中．ただちに運動療法を開始した．

　【2歳時】ひとり立ち獲得を目標にHGC（両，0°）を2週間巻いた．運動療法は，①端座位からのスクワット，②ひとり立ち，③膝立ちなどであった．10

秒間ひとり立ちができたので，引き続き2回目のHGC(両，0°)を2週間巻いた．cast下に40秒間立位保持可となり，2～3歩独歩した．

3回目のHGC(2週間)は両足とも5°背屈位とした．castカット後，60秒間立位保持可となった．

【2歳6ヵ月】痙性が目立ち始めたため，HGC療法にボツリヌス治療を併用した．HGCは母趾を含めた趾伸展位で巻くことが大切である．BOTOX施注筋と施注量は表10-11に示した．BOTOX施注後3日目に10歩歩いた．BOTOX施注前の両下肢痙縮スコアは右8，左7であった．ボツリヌス治療，HGC療法に併せてAFO(タマラック関節付)も作製した．

【3歳6ヵ月(現在)】200m以上独歩できるようになり，立ち止まり，方向転換，ジャンプも可能である．図10-13は3歳6ヵ月時の踵歩きギプス歩行と素足独歩を示す．

表10-11　BOTOX施注

	右	左
腸腰筋	12.5単位	-
長内転筋	25単位	25単位
内側ハムストリング	12.5単位	12.5単位
内側腓腹筋	12.5単位	12.5単位
外側腓腹筋	12.5単位	12.5単位
長母趾屈筋	12.5単位	-

(計150単位，13単位/kg)

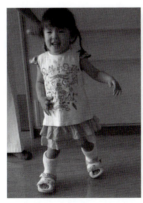 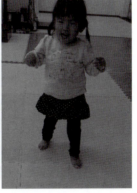

図10-13　踵歩きギプス歩行と素足独歩
　　　a：踵歩きギプス歩行　b：素足独歩

2 重度症例

症例5.1歳,男,両麻痺型脳性まひ

第6章p91～96で紹介したK.O.事例である.

【生後2ヵ月】MRIで重度PVLの診断を受けている.

運動発達の経過は,修正6ヵ月で寝返りをうち,両手で随意把握や両手の持ち替えができた.1歳で背這いを始め,後弓反張と肩甲帯の後方牽引がみられた.

【1歳6ヵ月】creepingで部屋から部屋へ移動できた.左股関節に骨頭の側方化をみたので2歳から左股関節外転位の胸椎装具付両長下肢装具を装着させて立位をとらせた.極端な鋏状肢位を呈するため,2歳9ヵ月からボツリヌス治療を開始した.施注筋は上肢帯,腸腰筋,長内転筋,薄筋,内側ハムストリング,下腿三頭筋であった.cast療法(踵歩きギプス)や装具療法(起立保持,ツイスター装具,CBBなど)を併用し,今ではハートウォーカーを利用して自力で地域の小学校に通っている.

左股関節の骨頭側方化は改善しているが,両股関節の内転傾向が再発するため,両股内転筋群,内側ハムストリングに対し,15回目のBOTOXを施注した.尖足変形に対してはHGC(両,5°背屈位)を装着,スクワット運動,壁立ち,壁歩きなど運動療法を積極的に行っている.従来,このような症例は,股・膝関節周囲筋解離延長術の適用とされてきたが,保存的療法によりつたい歩き,さらには独歩もできそうである.

本児は歩く意欲が旺盛で,ハートウォーカーを利用して登下校し,万回運動と称して,スクワット,膝立ち,ひとり立ちを自ら頑張っている.四つ這いできたのは5歳頃だったが,肩甲帯,骨盤帯間の体幹回旋運動を強化するために四つ這い位からの横座り(ライオン座り),ライオン座りからの四つ這い位の運動を繰り返し行った.小4の現在,主として四つ這い移動であるが,壁立ち,壁歩きレベルまで運動機能が向上した.

今ではスポーツ療法として立ち直り反応や横座り強化のため風船テニスを楽しんでいる.本児の運動量は半端ではなく,群を抜いて素晴らしい.一方,中～重度例では小学校就学時から車いすに座わる時間が多くなり,運動療法の機会も少なくなる子どもが多いが,運動しなければこの時期からすでに運動機能の後退すら起きてくる.

加齢に伴う筋量減少率は年1%ともいわれる.筋は使わなければさらに萎縮する.寝たきりで運動しなければ,その減少量は宇宙飛行士並(実際には

宇宙飛行士は宇宙船内での運動を義務づけられている）となり，大変な状況に容易におちいる．

症例6．1歳8ヵ月，女，脳室周囲白質軟化症（PVL）による両麻痺型脳性まひ，West症候群．

　生下時体重1,552g，二絨毛膜二羊膜双胎，切迫早産のため在胎31W4D緊急帝切による出生．

　【初診時所見（1歳8ヵ月）】両下肢の伸展緊張が強く，肘位をとらせることが困難で，head controlは3ヵ月レベルにあった．両母指内転を伴い，前方パラシュートは陰性だったが，オモチャを把持でき，持ち替えもできた．言葉はマンマが言え，母親が近づくとニコッと笑って反応していた．図10-14，10-15は2歳2ヵ月のときの座位保持椅子を利用した座位（尖足内反を伴う）と起立保持具を利用した立位保持の状況を示す．

　【2歳9ヵ月】支え膝立ち，支えつかまり立ち（図10-16），相同性crawlingができるようになった時点で，一人立ちしようとしたが，内反尖足が著しく（右＞左）困難だったため，ボツリヌス治療（表10-12）およびHGC療法，装具療法を開始した．両下肢の痙縮スコアは右12，左11だった．

　HGCは両足関節0°，内外反中間位とし，2週間装着した（図10-17）．

　BOTOX施注と両足関節0°のcast療法を継続した．cast中やAFO（タマラック）装着時は起立保持具を利用した立位保持やゲイトトレーナー歩行ができ易くなったが，治療開始1年後も裸足での内反変形が矯正されず，立位保持が困難だった（図10-18）．

　Moro反射や驚愕反応の残存が運動機能向上に支障を及ぼすことについては第4章（p52〜53）で述べたが，本症例も驚愕反応（屈曲反射）が強く残存していて，音刺激などでとくに両下肢に強い屈曲反射が誘発され易く，両足関節の内反変形（右＞左）が増強しやすい状況にある．

　4回目のBOTOX施注は屈曲反射抑制のため，下腿三頭筋に加え，屈曲反射に強く関与していた後脛骨筋，前脛骨筋および長母趾屈筋にも施注した（表10-13）．

　ギプス矯正は10〜15°の尖足を許し，内反足の矯正に主力を注いだ．運動療法では起立保持具を利用して立位をとらせた．castカット後の運動療法で内反矯正がし易くなっている（図10-19）．

　小さくなったAFOの作り変えに際しても，足部は踵を補高して足趾は伸展位とした．eversion reflex刺激領域にパッドを当て足内反を抑制している．

　運動機能後退現象のひきがねとなりかねない両下肢の屈曲反射を抑制する

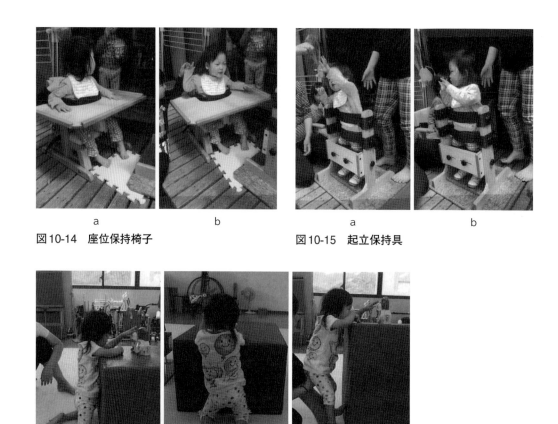

図10-14　座位保持椅子

図10-15　起立保持具

図10-16　支え膝立ちとつかまり立ち（ボツリヌス治療前）　2歳9ヵ月

表10-12　1回目BOTOX施注

	右	左
長内転筋	20単位	20単位
内側腓腹筋	20単位	20単位
外側腓腹筋	20単位	20単位
後脛骨筋	15単位	15単位

（計150単位，15単位/kg）

と同時に伸筋群（抗重力筋）を強化し，Roodが推奨する立位保持機能（stabilizing function）強化を目標に運動療法継続中である（第6章p88〜89参照）．床上では割り座をさけ，横座り（ライオン座り）を心がけている（図10-20）．

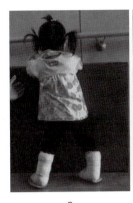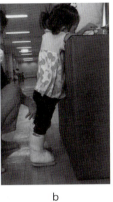

　　　a　　　　　　b
図10-17　HGC装着での支え立ち　2歳11ヵ月

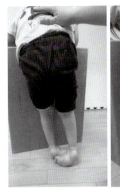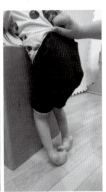

　　　a　　　　　　b
図10-18　立位保持困難

表10-13　4回目BOTOX施注

	右	左
内側腓腹筋	12.5 単位	12.5 単位
外側腓腹筋	12.5 単位	12.5 単位
後脛骨筋	12.5 単位	12.5 単位
前脛骨筋	12.5 単位	12.5 単位
長母趾屈筋	12.5 単位	12.5 単位

（計150単位）

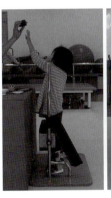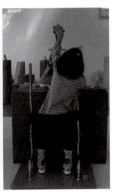

　　　a　　　　　　a
図10-19　立位保持具利用

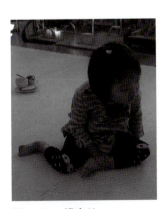

図10-20　横座り

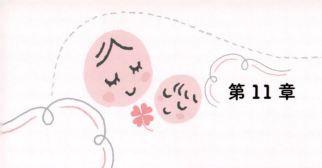

第11章

整形外科治療と運動機能

1 整形外科的手術

　整形外科手術は運動機能改善を目的とした補助的手段である．術後の運動療法が機能改善の鍵を握っている．

　下肢機能に関しては，①より正常な独歩，②杖歩行，③つかまり立ち&トランスファーのいずれを目指すかで，手術アプローチは異なる．Reimers[7]の手順が基本となるが，筋力低下や逆変形予防のためには過剰延長は慎まねばならない．鋏肢位を呈する両麻痺型脳性まひでは伸展反射，屈曲反射とも亢進しているが，殿筋，大腿四頭筋，ハムストリング，前脛骨筋，下腿三頭筋などの筋力評価が重要となる．

　上肢機能に関しては，手指の巧緻運動は肩甲帯，肩関節の随意運動性に強く影響を受けるため，肩関節下制筋群解離術を必要とするケースがある．

　深瀬[1]は「脳性まひでは手術に対する医師，理学療法士，両親の期待度はさまざまであり，手術適応を厳選して手術を行う必要がある．いずれにしても，長期にわたる保存的治療で経過を観察した上で手術適応を決める必要があり，手術施行のtimingはとりわけ重要である」と述べ，さらに「腱移行術は幼少期には避けるべきである」とコメントしている．

　筆者は34年前，第1回目の日本脳性麻痺の外科研究会で両麻痺型脳性まひの両股，膝関節屈曲拘縮に対する解離延長術の映画演題を発表したが，その後，同手術が全国的に広まった．はじめに下肢手術78例108肢から長期予後[2]について触れる．

症例1．痙直型両麻痺の5歳男児（図11-1）．

　生下時体重1,420gの未熟児（AFD）で，生後6ヵ月から運動療法を開始したが，独り立ち，独歩不可であった．壁づたい歩きが可能であったが，屈筋群攣縮のため，歩をかわすごとにcrouching postureが顕著となった．膝立ちで両股関節は屈曲位をとり，片膝立ちは不安定であった．移動は主に

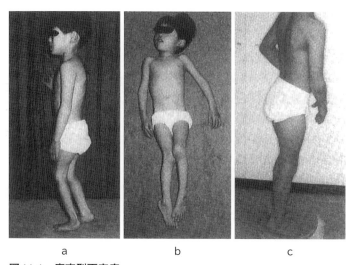

図11-1 痙直型両麻痺
　a：術前1　b：術前2　c：術後

〔Akiyama et al, 1988[2)]〕

crawlingによった．

　股関節の機能的，器質的屈曲拘縮はfast, slow stretchテストでそれぞれ右-30°，-15°，左-20°，-15°で，SF角は40°であった．膝関節の機能的，器質的屈曲拘縮は両側ともそれぞれ-60°，-40°であった．足関節は長座位で尖足内反を，立位で尖足外反を呈し，長座位での機能的伸展拘縮は右-20°，左-10°で，器質的伸展拘縮は伴わなかった．

　当時，長崎では独歩不可の障害児は地域の学校へ入学させてもらえなかった事情があり，就学をひかえ本児自ら手術を希望してきた．

　手術術式は両腸腰筋腱Z延長，腸骨大腿靭帯解離，大腿直筋延長（起始部），大腿筋膜張筋（前1/2）切離，縫工筋解離，長内転筋腱切離，薄筋，半腱様筋筋内切腱，半膜様筋，大腿二頭筋筋膜切離であった．股関節屈曲側を完全に解離した．たとえ，股関節屈筋群を完全に解離延長しても，腸骨大腿靭帯の短縮を放置しては，股関節の完全伸展はできない．

　足関節の痙縮・変形には，アキレス腱延長などの手術はせずに踵歩きギプス療法（HGC）で対応した．このような症例にアキレス腱延長は禁忌である．

　後療法において，骨盤帯付長下肢装具を用いて，股・膝関節伸展位での起立保持機能訓練を実施した．目標を屈筋依存の立位から伸筋（中臀筋，大臀筋，大腿四頭筋など抗重力筋）主動の立位保持機能（stabilizing function）においた．

　徒手的な運動療法としては，立ち直り反応の強化とバランスボードを利用

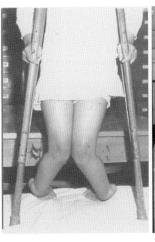 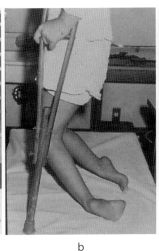 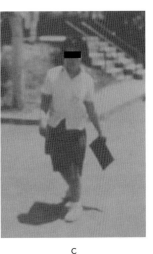

図11-2　両麻痺型脳性まひ
a, b：術前　c：術後

したバランス反応の強化をはかった．

　術後6ヵ月で独歩可能となり，装具を完全に除去できた．ADLの落ち込みは術後3ヵ月で回復したが，股関節の十分な屈曲力を得るのに9ヵ月を要した．41歳の現在も独歩できており，立ち止まりも可能である．

　何にも増してよかったことは，独歩を獲得したことで地域の学校に入学でき，九州大学工学部を卒業，2人の男児にも恵まれ，公務員として活躍できていることである．

症例2．K.H.

　35年前，両松葉杖を使い，ほとんどぶらさがるような状態で廊下を歩いていた女の子を見かけた．当時中学1年生で，2年前に両側腓腹筋の起始部での切離術（Bakerの手術）を受けたが，後療法に手抜かりがあったか足背部が床につく状態だった．「何とか歩かせてあげたい！」という衝動に駆られ，整肢療育園のスタッフ総がかりで治療にあたった（図11-2）．

　再手術は左内側全ハムストリングの大腿骨内顆への移行術（Eggers変法），右半腱様筋，薄筋切腱術および両側長内転筋切離術を施行，後療法では症例1と同様，目標を屈筋依存の立位から伸筋・屈筋同時収縮による，より正常なstabilizing functionの強化とし，立ち直り反応と立位バランス反応の学習に重点をおいた．

　痙縮徴候のひとつに，痙縮の強さに応じた「筋力の損失（loss of strength）」があるが，今川[3]によると，近年，筋力低下が脳性まひ児の運動障害の主要な一因であると考えられている．Damianoら[4]（2002）の研究では，姿勢反応，

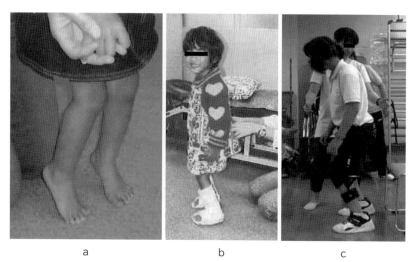

図11-3 両麻痺型脳性まひ
a：術前3歳　b：術前4歳　c：術後15歳

感覚-運動パターンの学習に加え，筋力強化によって運動機能を改善させることができ，筋力強化によって痙性が増加することはないことを示唆している．

この事例において術後はリーメンビューゲルにヒントを得た訓練装具[5]を使用して，両下肢の集団屈伸運動，さらに，股伸展筋，外転筋および足背屈筋などの個別強化訓練を施行した．

あるベテランの理学療法士は術前に，「歩く可能性は0.003％」と，歩く可能性が非常に少ないことを示唆したが，1年後，この子がとにもかくにも歩けるようになり，これには一同，非常に驚かされた[6]．

55歳時も室内独歩ができていた．

症例3．H.R.

双胎児の第2子として生下時体重818g，在胎27Wでの出生だった．

生後8ヵ月頃両下肢の固さが気になり受診，PVLに伴う痙直型両麻痺の診断を受けた．頸定は1歳頃で，2歳からずり這いができ，4歳で四つ這い（相同性）ができた．

独歩を治療目標としていて，3歳半から踵歩きギプス療法を施行，6歳時につたい歩き，数秒間のひとり立ちができるようになったが，鋏状肢位，しゃがみ込み改善の目的で，両股・膝関節周囲筋の解離延長術を受けた（図11-3）．

手術内容は，①股関節に対して全周性筋解離術（大腰筋腱，長内転筋腱，ハムストリング），②股関節包前面の靭帯群の切離，③膝関節に対しては内

側ハムストリング，大腿直筋腱，中間広筋腱の延長などであった．

手術2ヵ月後から当センターで後療法を引き継いだ．術前の筋力は体幹筋3−，両下肢筋3（共同運動パターン）だったが，術後3ヵ月時の筋力評価では両下肢とくに両膝関節屈曲が2−と著明な筋力低下がみられた．両下肢のハムストリングに対して近位部と遠位部2ヵ所での延長は過剰延長となり，明らかな筋力弱化をもたらしていた．過剰な解離延長は戒めなければならない．大腿四頭筋に対する筋腹中央部での延長にも疑問が残った．

本児は9年間にわたり膝歩き，トレッドミル歩行を含め，運動療法を継続し，中学3年生になってハムストリングの筋力も3まで回復，ようやくゆっくりした足どりで5m独歩できるようになった（図11-3）．

Reimers[7]は股・膝関節複合拘縮に対する手術治療の図解で中枢側からのアプローチの重要性を述べている．

Rood[8, 9]は骨格筋機能の発達順序を，①mobilizing function，②stabilizing function，③heavy work，④light workの4段階に分けて発達レベルを解説しているが，stabilizing functionは地球の重力に抗した姿勢保持機能の基盤となる．

ヒトでは直立姿勢をとるための抗重力筋が進化し，立ち直り反応が発達した．時実ら[10]はヒトの抗重力筋を図示しているが，単関節筋が主要な筋となっていて，横走筋，斜走筋，深層筋が含まれる．

抗重力筋は立ち直り反応に強く関与しているため，抗重力筋は可能なかぎり温存すべきである．一方，系統発生学的により原始的な多関節筋は痙性が強く，stabilizing functionの発達阻害因子となるが，駆動筋として重要である．また，痙性の強さに応じて筋力の低下を伴うため，ハムストリングなど多関節筋腱の解離延長も最少必要限に留めるべきである．独歩をめざす限り，ハムストリングに対して近位部と遠位部2ヵ所での延長は行うべきでない．

症例3以外にも，独歩を目標とした手術でハムストリング，大腿直筋など起始部，遠位部の2ヶ所で延長して筋力低下をきたし，独歩できてない症例が数例みられた．

鋏状歩行を呈する他の両麻痺型脳性まひ2症例はそれぞれ3歳と4歳のときStoffelの手術[11]（腓腹神経切除術）を受けていたが，鋏状歩行が増悪したため，それぞれ41歳と19歳のとき股・膝関節周囲筋解離延長術を施行した．一時期歩行機能は向上したが，それぞれ58歳，60歳で杖歩行となり，61歳，65歳で車いす生活となった．両者ともReimersの治療手順に反していたこともあるが，下腿三頭筋の筋力は3−であり，同筋の筋力低下が歩行能力退

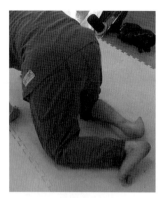

図11-4　足関節逆変形

化に影響したと思われた．神経切除術の有用性はない．

　一方，著しい内反尖足変形を伴う片麻痺型や両麻痺型の脳性まひでも下腿三頭筋の筋力が保たれていれば，短下肢装具の装着により活発に独歩でき，立ち止まりができる症例もある．

　また，術後の逆変形として膝関節伸展拘縮による屈曲制限や内反尖足変形に対する術後，外反背屈変形をきたし，中間位保持に難儀している症例をみかける．過度の延長や術後の運動療法不足が原因となっていた．拮抗筋にも緊張性反射が存在することを忘れてはならない（図11-4）．

　未熟児出生でPVLによる両麻痺型脳性まひの他の2症例はそれぞれ3歳，6歳で独歩を開始し，それぞれ10歳，8歳で鋏状歩行に対する手術を受け，両者とも40歳まで独歩，立ち止まりができていた．筋力は比較的良く保たれているにもかかわらず，40歳頃から屋外独歩が困難となってきた．

　前者は横断歩道に入るとき突然足がすくんで歩けなくなり，後者は仕事場の始業ベルで突然歩けなくなり，終業ベルと同時に歩くことができた．また両者とも慣れない場所はこわくて歩けないという．バランス反応の退化は勿論のこと，本人たちの言葉を借りると7〜8割方心理的要因によると述べている．両者はそれぞれ41歳，45歳で運動療法を再開したが，室内独歩ができている．両者とも長年デスクワークに就業しているが，デスクワークでは障害が重い両下肢に連合反応の影響を受け易く，しばしば歩行困難となることがある．

　上肢に対する手術は，肩関節下制筋解離術11例，前腕，手指筋の筋解離，腱延長術，腱移行術および関節固定術39例，計50例であった．

　以下，数例を通してこれらの長期予後について触れたい．

肩関節下制筋群解離術[12]の目標は，緊張性反射（緊張性頸反射，緊張性迷路反射など）に基づく病的な過緊張を弱め，一塊となった体幹における肩甲帯，骨盤帯間の回旋運動や分離運動（dissociative movement）を促すことにある．肩関節の内転，内旋拘縮は肩甲帯下制筋群（depressors of the shoulder girdle）に属する広背筋，大胸筋，大円筋などの過緊張により生じ，しばしば肩関節伸展位が強迫され，肩甲帯は下制される．このため手指機能を含めた上肢運動機能や肩甲帯，骨盤帯間の分離回旋運動が著しく障害される．

本手術の第1の適応は，肩関節下制筋群に拘縮や過緊張を伴い，潜在的な手指機能をもちながらshoulder-blockにより手指機能を発揮できていない症例である．脳性まひだけでなく，頭部外傷後遺症や錐体外路症状を伴う成人片麻痺にも有効である．第2の適応は同筋群の過緊張に伴う疼痛である．

手術[6, 12]は大胸筋，広背筋，大円筋の肩下制筋群に対し，上腕骨付着部で同筋腱を切離し，肩関節内転，内旋拘縮に関与している他の軟部組織も解離する．術後肩関節を外転挙上位に3週間ギプス包帯を施す．

術後の運動療法が最も重要で，PNF（運動療法），日常生活諸活動の実践，スポーツ療法を行う．とくにボール投げ，バット振り，自転車の練習などの全身運動が効果的である．

症例4．E.E.

早産児で生後1歳時に高熱，痙攣発作の既往をもつ32歳の混合型アテトーゼであった．

歩行開始は7歳で，加齢とともに増す全身的な筋緊張亢進のため受診した．上肢の緊張が強いときは，下肢の緊張も高まり歩行障害をきたした．とくに寒い冬場に緊張が高まり，動きにくかった．

術前のADLは足趾で書字，囲碁，タイプ打ち，本めくりなどできたが，摂食，排便，衣服の着脱などは介助を必要とした．

手指機能については，肩関節下制筋群の過緊張を伴いながら右手は通常半挙上位にあり，排尿動作時に挙上位にある右手の甲をしゃがみ込んで机の下に当てがい，立ち上がりながら押し下げ，ズボンのチャックを下げたり，上げたりする動作と，右上肢前腕を右膝下に押さえ込んで，口に近づけることによって小さいノリ巻きおにぎりを右手でつまんで食べることができた．左手指もいくらか随意運動性を有していたが，ADLには役立たなかった（図11-5）．

術前のROMについては，左上肢のretractionが強く，左肩関節の他動的外転は60°で，内転拘縮を伴っていた．左肩，肘関節とも随意性が乏しく，

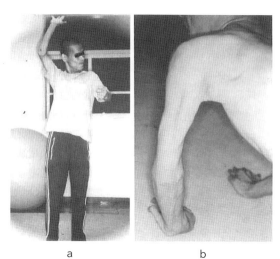

図11-5　症例4　混合型アテトーゼ
　　　a：術前　b：再手術前

　左肘関節は40°の屈曲拘縮を有していた．右肩関節の外転は不随意的に110°（肩甲骨での外転が大）で大胸筋，広背筋，大円筋の過緊張を認めた．右肘，手指関節の屈伸運動は可能であったが，肩関節を機能的な外転位に保持することはできなかった．

　ATNR postureが顕著な症例で，TNR，TLRの影響を受けたトータルパターンから解放し，より対称的で関節可動域中間域での機能的な感覚-運動パターン学習を有利にする目的で，両肩関節下制筋群解離術と同時に拘縮に関与している他の軟部組織も解離した．左肘関節に対しては上腕二頭筋腱Z延長術を施行した．

　後療法プログラムは基本的な運動療法に加え，スポーツ療法，ADL指導を実施した（図11-6）．

　術後1年6ヵ月までに新たに獲得できたADLおよび運動能力を列挙すると以下のごとくである．①寝返り（術前は全身的なhyper toneのため腹臥位をとることも困難であった），②四つ這い，③腕立て伏せ，④自転車乗り，⑤将棋さし，⑥書字，⑦バッティング，⑧ゴルフスイング，⑨摂食（振せん運動のため砂嚢バンドを前腕に巻く），⑩歯磨き，⑪衣服着脱などであった．これらの生活機能は15年間維持できていた．わたぼうし語り部芸術祭で実演，わたぼうし文学賞を受賞，童話作家としても活躍している．

　64歳の現在，頸椎症の進行による二次障害のため，整容，歩行以外のADLは介助を必要としている．

　他にも同手術を受けた数例で手指機能や歩行機能に改善を得た．また，運

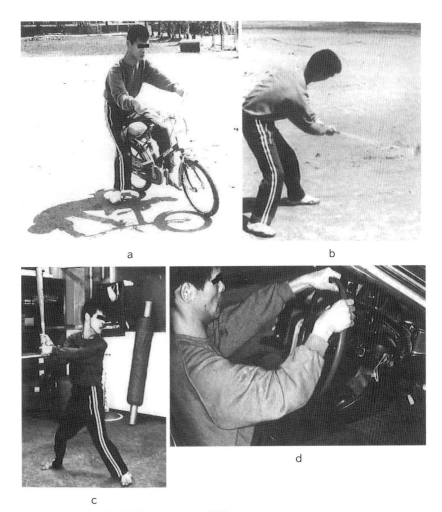

図11-6　症例4，混合型アテトーゼ，術後
　　　a：自転車乗り　b：ゴルフスイング　c：バッティング　d：自動車の運転動作

動機能の改善はなくとも，全例で全身的な過緊張の軽減をみた．
　前腕，手指に対する手術39例はSamilsonの手術手技[13]を応用した．多くの症例が手指屈曲拘縮，内転母指を伴っていた．

症例5．T.K.

　14歳男性，仮死出生による右spastic hemiplegiaで，右手関節，母指，指屈曲拘縮のほか，内転母指を伴っていて，ADLは左手に依存し，右手は補助手としてほとんど利用できなかった．14歳時に以下の手術を施行した（図11-7）．

　①手関節，母指，指屈筋群に対する前腕部での筋内延長術に加え，②母指MP関節固定術，③第3，4浅指屈筋腱による短橈側手根伸筋補強術，長母指

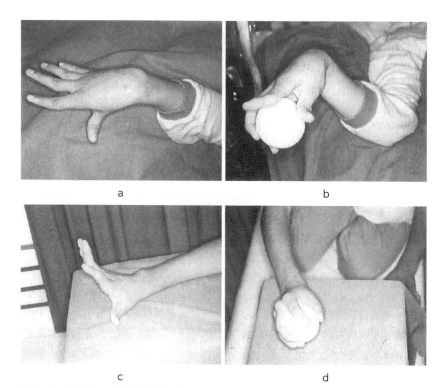

図11-7 症例5，右痙直型片麻痺
a：術前1　b：術前2　c：術後1　d：術後2

外転筋，短母指伸筋の短縮術と補強術からなる外科治療と術後6ヵ月間の運動療法を施行した．

術後，手指背屈と前腕の回外運動域が広がり，母指内転拘縮が改善された．右上肢は補助手として，支持動作，つまみ・把握動作に役立った[12]．

症例6．M.Y. 34歳，男性

仮死出生（臍帯巻絡）による右spastic hemiplegiaで，術前右母指内転が著しく，右母指をにぎりしめていて，パンツ下ろしとシャツ脱ぎにいくらか役立つ程度だった．幼少時から運動療法を施行していたが，7歳時に以下の手術を施行した．

①尺側手根屈筋腱の短橈側手根伸筋腱への移行術，②母指内転筋（oblique head, transverse head），短母指屈筋，短母指外転筋解離術，③長掌筋腱を2本に裂き，皮下を通して1本を短母指伸筋腱へ，他の1本を母指内転筋付着部への移行術．

術後，手関節30°背屈位，拇指外転，対向位とし肘部より3週間ギプスシー

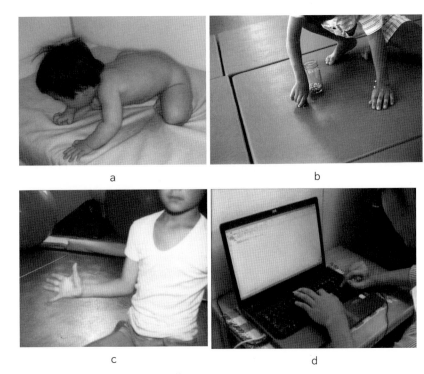

図11-8 症例6，内転母指の改善
a：術前 1歳 b：術前 7歳 c：術後 10歳 d：術後 34歳

ネを施し，運動療法を実施した．

　術後3年時に母指の外転，伸展ができていて，茶わんの把持や右上肢での支持動作が可能となっていた．34歳の現在，就職していてコンピュータ操作も補助手として利用できている（図11-8）．内転母指の改善で，示指が使用し易くなった．

　靴のひも結びもでき，腕立て伏せ，腹筋トレーニングなど体力強化にも勤しんでいる．

　他の大多数例も内転母指や手指屈曲拘縮の改善などにより補助手として多少とも活用できていた．痙縮の強い数例で手関節の逆変形（手関節の過度の背屈や前腕の回外など）や拘縮の再発をみた（図11-9）（手指に対する手術では長崎大学整形外科教室，手の外科班，今村宏太郎先生の指導・協力を得た）．

　40歳代から70歳代までの脳性まひ者の二次障害調査を実施したことがあるが，アテトーゼ型において頸部脊椎症が66％に発症し，神経根圧迫のため上肢の不全麻痺をきたし肩関節の挙上運動ができなくなったり握力が落ちたり，頑固な痛みや痺れの訴えがあった．また，21％に転倒や怪我等により

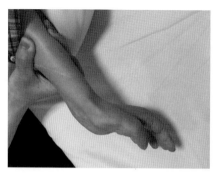
図11-9　手関節逆変形

頸椎症性脊髄症が続発し，歩行困難となっていた．

以下，アテトーゼ型脳性まひの自然経過例と手術経過例の4症例を紹介する．

症例7．F.Y.

仮死出生のYさんは独歩できたのは7歳だった．青年期のYさん[14]は，気象学研究，英語の独学，水彩画，彫刻などと幅広く，限りなく能力を伸ばし，米国の実業家にハーバード大学への留学をすすめられるまでに成長した（第4章p48参照）．

昭和5年生まれのYさんは，学校へ行きたくても行くことができない，働きたくても働くことができない時代を生きぬき，84歳で天寿を全うできた．逆境にあって苦難に立ち向かい，反骨心で夢をつかむ文化活動家であった．

成人期，高齢期のリハビリテーションは二次障害の予防につきるが，平成17年の夏（75歳）自宅の玄関先で倒れ，頸髄不全損傷による四肢麻痺になるまでは二次障害なしの充実した生活であった．

症例8．M.T.

仮死出生のTさんが独歩できたのは9歳だった．9年間養護学校（寮生活）で学び，国立鹿児島身体障害者職業訓練校（補装具科）を卒業後，養護学校高等部を卒業した．中等度のアテトーゼ型脳性まひだったとはいえ，その頃ADLは自立していた．20歳頃から転びやすくなり，頻繁に転んでいた．頸椎症性脊髄症が進行して22歳の頃独歩できなくなった．

20歳から4年間大村パールハイム（重度身体障害者授産施設）で就業したが，頸髄症に加え，長時間にわたる座位仕事による連合反応が下半身に過緊張をもたらしたものと考えられ，歩行困難となった．24歳のとき歩行障害に対して頸髄の除圧術（後方拡大術）を受け，伝い歩きが改善し，車の運転もできた．40歳の頃，頸椎症の進行により上肢機能障害が強くなり，書字困

難となって再手術を希望したが，手術しない方がいいと某大学病院で診断された．50歳まで食事の自力摂取が可能だった．55歳の現在，電動車いす駆動と日常会話はできるが，ADLは半介助から全介助の状態で，障害者アパートで一人暮らしをしている．痙性斜頸に伴う頑固な頸部痛に対しては53歳からのボツリヌス治療により緩解を得ている．

頸髄の除圧術を受けた他の数例で症状緩解を得ているが，一時期的な改善で，症状の再発をみるものが多い．

症例9．K.K.

仮死出生によるアテトーゼ型脳性まひで，6歳で独歩，ADLも自立していたが，35歳のとき歩行障害，右手での書字困難をきたし，36歳時に頸髄除圧術を受けた．術後4年間独歩可となったが，40歳のとき再度転倒し車いす生活となった．利手交換で50歳まで左手で書字ができていたが，56歳の今では屋内，外の電動車いす操作とパソコン操作が可能な状況でADLは全介助である．51歳時に再手術を希望したが，頸椎の病変が著しく，手術不適応の診断を受けている．

症例10．Y.E.

未熟児出生のアテトーゼ型脳性まひで，3歳で独歩，ADLは自立していたが，22歳時にジャングルジムから転落し歩行障害と巧緻運動障害が増悪，30歳時に頸髄除圧術と頸椎固定術（C_{2-5}）を受けた．40歳まで足趾で電動車いす操作，ワープロ操作ができていたが，その後ベッド臥床となり，59歳の現在，言語によるコミュニケーションは自由だが，ADLは全介助となっている．頸椎の多椎間にわたる固定術は頭部の回旋運動障害をもたらすため適切な治療法ではない．

2 定位脳手術

楢林らはアテトーゼ型脳性まひの不随意運動治療に，視床に対する定位脳手術（stereotaxic thalamotomy）を開発した．57年前に東京で同手術を受けた2症例の予後について触れたい．

症例11

N.U.例は生後3ヵ月時の高熱を原因とする純粋型アテトーゼの脳性まひである．2歳半すぎに独歩できたが，右手の巧緻運動が困難だった．3歳のとき定位脳手術を受け，4歳時に右手で食事できるようになった．49歳で頸椎症の進行による右上肢機能障害（右肩関節挙上困難，握力低下）が発現するま

で，右手での摂食が可能であった．

62歳の現在，頸椎症，頸部脊柱管狭窄症の進行により，握力低下（右5.3kg，左16.8kg），歩行障害の増悪があるものの，独歩でき，左手での書字，摂食も可能でヘルパーのお世話を受けながらアパートで一人住いしている．

症例12

U.N.例は仮死出生による混合型アテトーゼで4歳のとき独歩できるようになっていた．6歳時に定位脳手術を受け，独歩不可となった．術後身体が硬くなり，独歩できなくなったという．8歳時に再び20mくらい独歩できたが，11歳以降は両松葉杖歩行である．

62歳の現在，頸椎症，脊髄症の進行によりADLの低下を来しているが，生活環境整備とヘルパーの利用で一人暮らしができている．握力は右7kg，左15kg．右手で書字，摂食（後半，介助）可能で，排泄は自立．数年前から右膝関節が屈曲しにくく，ズボン履きや寝返りが困難な状況にある．

過去に股・膝関節周囲筋の解離延長術，ボツリヌス治療も受け，500mの両松葉杖歩行は今も日課になっている．

前者は定位脳手術を効果ありと自己評価し，後者は否定的である．

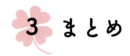

3 まとめ

痙縮の一徴候としてのflexor and extensor spasmsは主として多関節性屈筋群と伸筋群の過剰収縮からなり，その亢進は抗重力的な正常な同時収縮や協調運動の発達を阻害し両麻痺型脳性まひではscissoring postureやwind-blown hipをもたらす．さらに股・膝関節周囲筋群のインバランスは二次的な股関節脱臼や変形性股・膝関節症をきたすため適切な整形外科的手術が必要となる．しかし，もともと痙性の強さに応じた筋力の損失を伴う脳性まひにおいて筋・腱の過剰延長は，さらに筋力低下を来すため慎まねばならない．

症例3に示したように，中等度以上のdiplegiaで治療目標を独歩におく場合，ハムストリングに対する中枢側（股部）と末梢側（膝部）2か所での延長は著しい筋力低下をきたすため禁忌である．また，大腿四頭筋・腱に対する大腿部前面，中央部での安易な延長は四頭筋拘縮を引き起こすため，慎重でなければならない．

Reimersは股・膝関節複合拘縮治療を図解し，複合拘縮はより近位関節からアプローチすべきことを強調している．症例2とStoffelの手術を受けた他の2症例はReimersの治療手順に反して，下腿三頭筋に対する手術を先行さ

せたため，二次障害としてより早期にscissors postureが増悪したものと推測された．

　上肢においても，肩関節下制筋群，肘関節屈筋群の過緊張のため，肩関節の外転，挙上運動が80°以下，肘関節の伸展制限が強い例では，肩・肘関節筋に対する解離，延長術を手指の手術に先行させる必要がある．症例によっては肩・肘関節の解離，延長術後の運動療法により手指機能の改善も得られる（症例4）．

　前腕，手指に対する手術例は多くが手指屈曲，内転母指を伴っていた．とくに内転母指の改善は，示指機能の改善に役立った（症例5，6）．

　痙縮の強い数例で逆変形や拘縮の再発をみた．

　アテトーゼ型では加齢に伴い二次障害として頸椎症や頸椎症性脊髄症を引き起こす症例も多いが，75歳まで二次障害が軽く在宅生活できていた症例もある．

　15歳で独歩できるようになったK.Y.例は20歳代でまさかと思える大型二輪車を乗りまわすようになったが，転倒や怪我で二輪車から四輪車，さらに電動車いすへと移動手段が変わった．活発な若者は転倒が多く，他にも20歳代，30歳代で頸髄不全損傷を引き起こしていた．

　徐々に進行する頸椎症，脊髄症では適切な時期に後方拡大術を施行することで歩行機能や上肢機能の改善を得ていた．アテトーゼ型脳性まひにとって転倒予防が何よりも大切である．

　整形外科的手術やボツリヌス治療は運動機能獲得のための一手段であり，その基本は運動療法であり，術前，術後の運動療法が最も重要である．

第11章の文献

1) 深瀬　宏：脳性麻痺の整形外科治療．医歯薬出版，1982．
2) Akiyama T, Kawaguchi Y：Treatment of Hip and knee Flexion Contracture in Spastic Cerebral Palsy. *Bull Sch Allied Med Sci Nagasaki Univ*, **1**：3-18, 1988．
3) Teresa EP（原著）/今川忠男（監訳）：脳性まひ児の24時間姿勢ケア．三輪書店，2006．
4) Damiano DL, et al.：Should we be testing and training muscle strength in cerebral palsy？．*Dev Med Child Neurol*, **44**：68-72, 2002．
5) 朝長　一・他：脳性麻痺下肢機能訓練に対する一試み．整形外科と災害外科，**17**（1）：87-90, 1967．
6) 亀山富太郎：脳性まひ・精神遅滞の予防と家庭療育．医歯薬出版，2001．
7) Reimers J：Static and dynamic problems in spastic cerebral palsy. *J Bone Joint Surg Br*, **55**（4）：822-827, 1973．
8) Rood MS：Neurophysiological reactions as a basis for physical therapy. *Phys Ther Rev*, **34**（9）：444-449, 1954．
9) Stockmeyer SA：An interpretation of the approach of Rood to the treatment of neuromuscular dysfunction. *Am J Phys Med*, **46**（1）：900-961, 1967．
10) 時実利彦・津山直一：筋電図の臨床．協同医書出版，1954．
11) 神中正一：整形外科手術書．南山堂，pp792-794, 1961．

12）穐山富太郎：拘縮の外科治療 / 奈良　勲・浜村明徳（編）：拘縮の予防と治療. pp137-152, 医学書院, 2003.
13）Samilson RL（原著）/ 鈴木良平（監訳）：脳性麻痺の評価と治療. 共同医書出版社, 1986.
14）福島精彦・古巣　馨：風と雲を友として. 昭英出版, 2005.

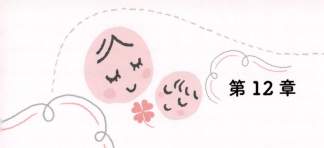

第12章

運動機能の後退

　生体の老化現象は避けることのできない普遍的な出来事である．生体器官の老化は基本的には，内分泌および代謝機能低下を伴う細胞レベルでの機能減退により引き起こされる諸器官の生理機能の低下に基づく．具体的には，内臓機能，運動機能，感覚機能，精神機能などの低下として出現するが，これら諸機能は互いに関連性がある．前三者は高齢化に伴い一様に低下するが，精神機能は記銘力を除き，生涯発達し続けるといわれる．

　Schrier[1]は「老年者の，とくに悲惨なことのひとつは，調和していない老化で，身体が障害されていても心が活発である，あるいは，他の身体部分は正常に機能するのに心の障害がある場合である．」と指摘している．

　脳性まひ者の老化現象は健常者のそれと比較して，より早期に現れるとされるが，その原因としては加齢要素に加えて，各病型特有の身体機能障害によるものと思われる．運動機能障害が重度であればあるほど，また，感覚障害や知的障害を伴うとさらに，廃用症候群も顕著となりがちで，老化現象を助長することになる．脳性まひ者の高齢期にとくに問題となることは，高い精神機能を保ちながら，著しい運動能力の低下や心肺機能の低下をきたした場合など，精神機能と身体機能とが著しく解離した不調和な老化をきたしやすいことである[2]．

　ここでは発達期にある脳性まひ児の運動機能後退現象について触れる．

　独歩や伝い歩きできるような軽〜中度の脳性まひ児はさておき，立位保持困難な重度脳性まひ児や重度心身障害児はベッド臥床の時間が長いため，新生児期から廃用性筋萎縮をきたし，本来の運動発達遅滞に加え，四肢，体幹の変形，拘縮をきたし，運動障害はますます重度化する．

　このような重度脳性まひ児は自発運動に乏しく，頭部の立ち直り反応はじめ姿勢反応の発達が遅れ，出生時までに発達した筋は容易に廃用性萎縮におちいる．新生児期からの早期ケア，ハンドリング，運動療法により自発運動や頭部，体幹の立ち直り反応，座位バランスを促通し，遊具などを利用した療育が欠かせない．2歳前後からは胸椎装具付両長下肢装具や起立保持具を

利用して，抗重力的な立位保持姿勢をとらせる必要がある．

　もうひとつの運動後退の転機は就学期にある．

　昭和56年度から3年間，筆者は厚生省脳性麻痺研究班の研究協力者として，長崎県立整肢療育園スタッフを中心に研究班を編成し，「脳性麻痺児の地域療育体制づくりに関する研究」に取り組んだことがある．

　6歳（小学1年生）は障害児にとって鬼門の年であった．対馬や五島列島などからいやおうなしに家庭から引き裂かれ，島を離れて，多くの子どもたちが施設入所となった．障害児にとって施設は姥捨山ならぬ子捨山であった．いったん，施設へ入所した障害児を家庭や地域の小，中学校へ復帰させる支援活動は至難のわざであった．それでもスタッフは学校や保健所の協力を得ながら努力を重ねたものである．

　今ではインクルーシブ教育が世界の流れとなり，長崎でも重度脳性まひ児が地域の小学校へ入学できるようになった．しかしながら，中～重度の脳性まひ児は，幼児期までは集中的な運動療法ができて，つかまり立ち，伝い歩きができるようになっていても，就学すると座位保持装置か車いすに座って過ごす時間が多くなり，その後の運動発達が停滞するか，運動機能の後退現象すらひき起こしている．その理由として，身体を動かすことの重要性に対する認識不足があげられる．

　運動障害が重ければ重いほど，車いすに座り続けることになり，変形，拘縮をひき起こす．さらに長時間にわたる車いす座位での上半身活動や精神的緊張が下半身に連合反応を呼び起こし，両下肢屈曲，足関節内反尖足変形を増長させ，いよいよ立位保持機能の後退現象をもたらすものと推測される．

　就学後も学校と連携したチーム療育の継続が求められる．インクルーシブ教育において教科学習の充実はもとより，運動でき易い環境作りが必要である．

　以下，就学期から両下肢運動機能の後退現象を示した2症例を紹介する．

症例1．A.T.　40歳，男

　原因不詳の脳性まひ．混合型（atheto-spastic）四肢麻痺で，幼少期からの運動療法にもかかわらず，就学期になっても独歩できなかった．30数年前のことであり，独歩できない児は地域の普通校に入学させてもらえない時代だった．四肢，体幹の運動機能障害に構音障害を伴っていたが理解力は良好であった．

　2年間，地域の幼稚園で楽しく過ごした．重度の運動障害を持ちながらも一生懸命頑張る姿にむしろ健常児の方が影響を受けて心身ともに成長が著し

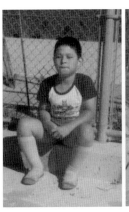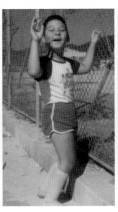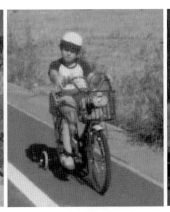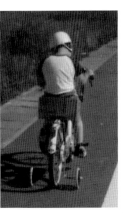

a　　　　　　　b　　　　　　　c　　　　　　　d

図12-1　小学2年生の頃

かったと園児のお母さんたちにお礼を言われるほどだったし，小学校も当然地域の小学校に通えるものと思っていた．

　ところが，教育委員会から届いた入学案内では一方的に県立養護学校と決定されていた．当時は「粒を揃えないと教育ができない」と教育委員会は障害児を差別し，公然と普通学級から排除しようとする気運にあった．

　文部大臣へ行政不服審査請求書を提出し，家の前にある小学校へ姉と一緒に通学したいと再希望したが，1年間の就学猶予とさせられた．1年が過ぎる頃4km離れた校区外の小学校の「特殊学級」と決定された．

　仕方なく，まず特殊学級から始めようと入学したが，入学すると今度は教育委員会の先生が教室へきて，道のり約30kmの県立諫早養護学校へ転校するよう言われた．「何と勝手なことばかり」と言い返したが，4年生から養護学校へ転校せざるをえなくなった．就学に関して両親の意向を最大限に尊重するようになった今日ではまずこのような差別は考えられない．ともあれ，上述した状況にもめげず高等部卒業まで約30kmの道のりを自家用車で往復通学されたご両親の努力には頭が下がる．

　本児は小学2年生の頃までに，つかまり立ち，伝い歩き，歩行器歩行ができ，補助輪付自転車を乗りまわすまでに運動機能の発達をみた（図12-1）．しかし，養護学校への転校と同時に，片道約30kmを往復3時間かけての通学となり，車いすに座る時間が大幅に増え，小学5年生からは教師の取り組みの影響もあって，終日車いす生活となり，立つ機会がほとんどなくなった．図12-2は小学6年生のときのつかまり立ちで，運動機能は明らかに後退現象を示していた．車いすから便器への移乗，便器から車いすへの移乗は手すりを利用してどうにかできたが，床から車いすへの移乗はできなかった．

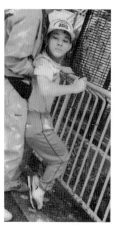

図12-2 つかまり立ち(小学6年生の頃)

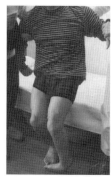 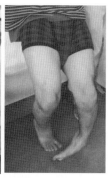

a　　　　　　b

図12-3 両膝関節屈曲拘縮，両足関節内反尖足変形(37歳)

　本児は驚愕反射が残存し，緊張性迷路反射など異常姿勢緊張を伴っていたため，長時間の不良姿勢での座位が集団伸展パターンに比してより強い集団屈曲パターン優位の姿勢緊張をもたらし，体幹筋，両下肢筋の廃用性筋萎縮と諸関節の変形，拘縮を来したものと思われた．

　31歳のとき森林セラピー体験事業で再会し，楽しいひとときを過ごしたが，37歳のとき「もう一度立ちたい，歩きたい」と当センターのリハビリテーション外来を訪ねてきたのを契機に，積極的な運動療法に取り組んだ．

　運動療法開始時の身体状況は図12-3に示すように，体幹，両下肢に変形，拘縮を伴い，車いす，床間の移乗動作は困難で，床から車いすへの移乗には介助を必要とした．上肢機能は比較的良好で，握力も右16.5kg，左12.0kgあり，食事には箸を利用できた．中学2年生から高等部3年生まで学校帰りに毎土曜日の午後パソコン教室に通い，卒業後も5年間長崎から諫早の通所授産所へ一人で電車で通い，今は就労支援事業所でパソコン入力作業に従事している努力家である．高等部卒業記念には，家の前にある小学校へ弟と一緒に通いたいと願っていた姉の誘いを受けて神戸まで飛行機で一人旅も経験した．

　運動療法開始当初，立位保持機能再獲得は難行するどころか，不可能かと思えたが，本人の意欲にまかせて拘縮改善と筋力強化を目標にボツリヌス治療とストレッチを中心とした運動療法を積極的に継続した．ボツリヌス治療は腸腰筋，股内転筋，ハムストリング，下腿三頭筋，後脛骨筋などを対象とした．

　両下肢のみならず体幹の筋力低下や拘縮が著しく，まず体幹筋ストレッ

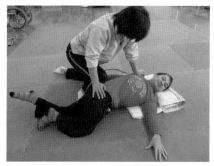

図12-4 体幹筋ストレッチ

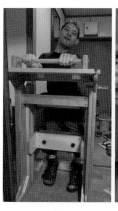 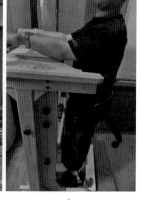

　　　　　a　　　　　　　　　b

図12-5 起立保持具

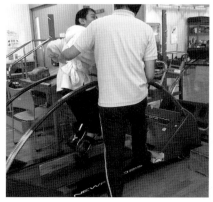

図12-6 トレッドミル歩行の様子

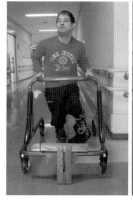 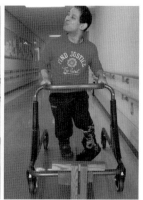

　　　　　a　　　　　　　　　b

図12-7 歩行器歩行の様子

　チ[3]（図12-4）と体幹筋強化を実施した．体幹筋ストレッチは当センターの片まひ体操や上田法によった．体幹筋強化は腹筋および背筋運動，膝立ちでの体幹回旋運動，膝歩きなどであった．

　立位保持機能改善には，両膝，足関節拘縮，変形の徒手矯正に加え，左短下肢装具（ウルトラフレックス関節付），右矯正靴と起立保持具（図12-5）を利用した．半年後にはトレッドミル歩行，歩行器歩行（図12-6, 12-7）訓練ができるまでになった．両足部の交叉防止には父親自作の交叉防止版の利用が効を奏した．

　運動療法を開始して3年後の現在，床から車いすへの移乗動作（図12-8）が身につき，足のせ台の操作も手でできる．1時間の立位保持訓練の後，膝歩き，トレッドミル歩行（1km/h）3分間　2回，歩行器歩行30m往復，平行棒横歩きなど練習中である．

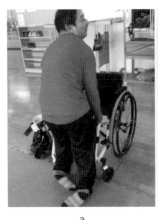 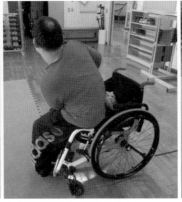 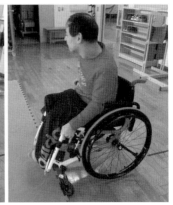

　　　　a　　　　　　　　　　b　　　　　　　　　　c

図12-8　床から車いすへの移乗

　37歳になってからの立位機能，歩行機能の改善には時間と労力を要するが，立ちたいという目標に到達し，体幹の回旋運動が改善し，少なくとも移乗動作やつたい歩きなど移動が容易となった．生活力が向上し，入浴も一人でできている．握力も右19.0kg，左14.5kgといくらか強くなった．

　脳性まひでは一般的に40歳過ぎ頃から加齢に伴う運動機能後退現象が目立ち始めるが，加齢に伴う後退現象を抑えるためにも体を動かすことが一番有効な方法である．

症例2．Y.H.　12歳，女

　生下時体重1,200g，在胎30週．PVL(脳室周囲白質軟化症)に伴う，両麻痺型脳性まひ．

　本児は修正40週の新生児行動評価で方位反応系は標準範囲内にあったが，運動系が低スコアで，とくに両下肢の自発運動が乏しく，背臥位で後弓反張姿勢を呈した．誘発反応テストで7項目(足間代，両上下肢他動運動，台乗せ反応，起立反射，自律歩行，自発眼振など)にわたり異常反応を示し，新生児期から脳性まひが疑われた重度症例である．

　外来初診時所見と運動発達経過は以下のようであった．

　【外来初診時所見】1歳3ヵ月(修正1歳1ヵ月)．寝返り，ずり這いが可能で，立位保持では両側反張膝を呈した．発語はママ，パパ，マンマなど数語だった．保育園に通園していた．

　【2歳6ヵ月】自分から座ることができ，つかまり立ちもできた．

　【2歳9ヵ月】全身性強直間代痙攣発作があり，「てんかん」の診断にて薬物コントロール中であったが，4歳6ヵ月時，2回目の痙攣発作があり，その

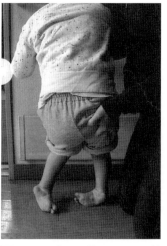
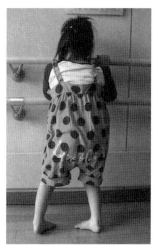

図12-9　5歳6ヵ月　BOTOX前　　図12-10　6歳5ヵ月

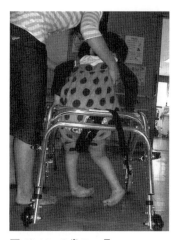

図12-11　6歳5ヵ月

後も数ヵ月間に数回の全身性強直間代痙攣発作があった．痙攣後いくらか両足部の緊張が増強，少しできていた伝い歩きができなくなった（図12-9）．

【5歳7ヵ月】ボツリヌス治療とHGC療法を開始し，短下肢装具と起立保持具を利用した立位保持訓練により，6歳までにつかまり立ちはいくらか改善した（図12-10）．しかしPCWで歩き出すと，股・膝関節屈曲を伴った両足関節の内反変形が顕著（左＞右）となった（図12-11）．痙攣は最終発作が7歳5ヵ月で，その後はコントロール下にあったが，驚愕反応が強く残存していて，ちょっとした聴覚刺激で驚愕反応が誘発され，両足関節の著しい反射的な内反運動が出現する状況にあった．

ボツリヌス治療，HGC療法に加え，運動療法（2回／月）を施行したが，就

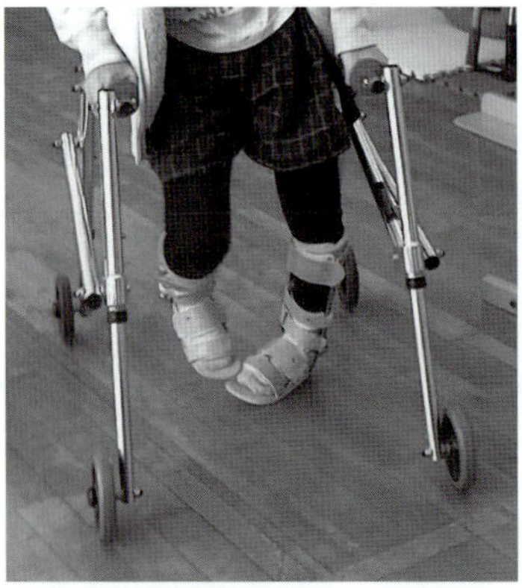

図12-12　運動会でのPCW歩行

学すると車いすや座位保持装置での座位時間が長くなるためか，集団屈曲パターン優位の姿勢緊張を改善することができず，股・膝・足関節の変形，拘縮に対して整形外科手術に踏みきった．

　9歳までは股関節に屈曲・内転拘縮を認めなかったため，両膝・足関節周囲筋の解離延長術のみ施行し，運動療法を継続したが，12歳時には両股関節周囲筋解離延長術と内反変形を残した左足部の再手術を施行，運動療法中である．

　術後は理学療法士が学校訪問し，学校側と連携，自立の時間を活用して立位をとる時間を増やす努力とともに，学校生活の中でも立位保持具，PCWなどを利用した立位機能，歩行機能改善に取り組んでいる（図12-12）．

　術後6ヵ月の現在，筋力もようやく術前の状態まで回復，当センター外来では体幹，四肢のストレッチ運動の後，歩行運動の他，車いすから床へ，床から車いすへの移乗動作など生活機能を高めることを目標に運動療法を実施している．

　症例2では頻回の痙攣発作が運動機能後退の一因になったとはいえ，車いす生活のため体を動かさないことが主な原因となっていた．運動機能の後退は，運動障害が重度であればあるほど，不動が原因となり早期から起こりはじめるが，中度，軽度の脳性まひでも運動機能の後退予防には，就学後もスポーツや運動療法の継続が必要である．

■ 第12章の文献

1) Schrier RW（原著）/入来正躬（訳）：老化の細胞学・生化学および遺伝学的基礎／折茂　肇・島田　馨（監訳）：臨床老年内科学. pp24-28, メディカル葵出版, 1984.

2) 穐山富太郎：高齢期／穐山富太郎・他（編著）：脳性麻痺ハンドブック　第2版. pp145-150, 医歯薬出版, 2015.

3) 江藤隆夫・塩之谷巧嘉：上田法／細田多穂・中山彰一（編）：

アドバンス版 図解理学療法技術ガイド．pp102-129，文光堂，2005．

あとがき

　50数年前，元東北大学医学部リハビリテーション医学部門教授，玉置拓夫先生との出会いがあり，脳性まひ研究を始めた．当時，脳性まひの早期治療に関する論文がスイスから出ている事を知らされた．Köngによるものだった．

　1972年3月，長崎市北保健所で乳幼児発達健診を川口幸義先生（元長崎県立こども医療福祉センター長）と始めたのが，脳性まひ早期療育の端緒となった．

　1973年の日本リハビリテーション医学会（東京）の折，松本良二先生（脳外科医）の紹介でM. Seybold女史（西ドイツ）と出会い，A. Milani-Comparettiのmotoscopic examinationやBobath法など脳性まひの早期治療について語らう機会を得た．長崎の取り組みに意気投合したSeybold女史は，諸谷長崎市長（当時）の特別の計らいで，1974年の春から1年間，長崎市中央保健所で脳性まひ児への早期理学療法に携わり，重度脳性まひ児10人に対する治療は，児と家族に勇気を与えた．

　1976年の秋，ベルンのKöng先生，フィレンツェのMilani教授を訪ね，診察手技と療育の取り組みの素晴らしさに感銘を受けた．フィレンツェではMilani教授の共同研究者E. A. Gidoni先生に，たまたまBrazelton教授の新生児行動評価（neonatal behavioral assessment scale；NBAS）に関する映画3本を見せてもらい，その評価方法に驚嘆させられた．

　NBASはハイリスク新生児に対する客観的な行動評価法として有用で，ただちに活用した．新生児行動評価において，運動クラスター系に低スコア，誘発反応（原始反射）クラスター系に高スコアを示すときは要注意であり，早期療育下に経過観察すべきである．

　運動障害を主症状とする脳性まひ児に対しては，可塑性を活かすにも二次障害を防ぐにも，新生児期からの予防的早期療育が求められる．45年前までは重度脳性まひ児はhopeless babiesとして放置され，中～軽度脳性まひ児も1歳の誕生日が過ぎてからの受診が多かった．第2章の症例3（p16～21）も1歳3ヵ月まで放置されていた．もしもSeybold女史来崎の報道に母親が気付かなかったとしたら，重度の心身障害を残しかねなかったとも思われる．早期療育の重要性を今さらながら思い知らされるこの頃である．

　家内や友人たちに脳性まひバカと呼ばれてきた50年間だったが，脳性まひ児や精神運動発達遅滞児の成長ぶりには脱帽である．

　おわりに，恩師，玉置拓夫先生，共同研究者の川口幸義先生および研究仲間に感謝するとともに，多くの子どもたちとお母様方へこの書を捧げます．

　また，本書の発刊にあたりご尽力いただいた医歯薬出版（株）の戸田健太郎氏と，資料と原稿の整理にご協力いただいた長崎市障害福祉センターの岩下俊貴理学療法士，山口由美看護師に深謝いたします．

索引

和文

あ
アキレス腱延長　166
アキレス腱延長術　149
アテトーゼ型脳性まひ　11, 46, 176
アナフィラキシー・ショック　131

い
いざり移動　9
異常姿勢緊張　121
インクルーシブ教育　182
インラインスケート療法　107

う
運動機能後退現象　181
運動失調型脳性まひ　13
運動療法　83, 87

か
回旋起き上がり反応　37
回復曲線　68
解離性運動発達　9
踵歩きギプス　133, 149
　　──の作成の手順　134
　　──の適応　138
　　──のメカニズム　140
過剰な解離延長　169
画像診断　72
肩関節下制筋群解離術　171, 172
片麻痺型脳性まひ　12
家庭療育　87, 90
下方パラシュート　31
感覚-運動パターンの学習　101
カンガルーケア　80

き
拮抗筋　46
驚愕反応　52, 161
起立反射　76
筋弛緩剤　131
緊張型アテトーゼ　48
緊張性姿勢反射　51
緊張性迷路反射　24, 43, 51, 54

く
車いすスポーツ　116

け
傾斜反応　24, 32, 39
痙縮　44, 89, 121
頸髄の除圧術　176
頸性立ち直り反応　28
痙直型脳性まひ　44
痙直型両麻痺　10
原始反射　51, 67
　　──の抑制　84

こ
後弓反射姿勢　9
後弓反張位　51
抗重力筋　36
抗重力的協調運動exercise　142
後方パラシュート　32
股・膝関節周囲筋の解離延長術　168, 169
固縮　44
固有受容性神経筋促通法　89

し
支援計画書　97
弛緩型脳性まひ　50
弛緩型両麻痺　50
自己調整行動　78
　　──の支援　78
視性立ち直り反応　28
自然経過例　176
膝関節屈曲拘縮に対する解離延長術　165
失調型脳性まひ　48
自発運動　71
就学期　182
重力　1, 23
手術経過例　176
主動筋　46
乗馬療法　114
上腕二頭筋腱Z延長術　172
初期歩行　4
処女歩行　10
自律神経系　66
　　──のストレス徴候　68
新生児期　76
新生児行動評価　36, 60
新生児集中治療室　78

す
スキー教室　105
スキー療法　103
スケート　103
スポーツ療法　101

せ
制御歩行　5
整形外科手術　165
静的バランス反応　115
前方パラシュート　31
前腕部での筋内延長術　173

そ
早期診断　57, 74
早期治療のねらい　81
側方パラシュート　31
側方への体幹傾斜支持反応　29

▶た

体幹筋ストレッチ　184
体幹に働く体幹性立ち直り反応
　　28
体幹の回旋起き上がり立ち直り
　　反応　29
体幹の回旋巻き戻し立ち直り反
　　応　29
胎児との相互作用　75
胎児の運動行動　82
体重移動exercise　143
大脳皮質　1
立ち直り反応　24, 28
　　──の促通　83
タッチポイント　75
単一刺激　65

▶ち

チアノーゼ　68
超音波　73

▶て

定位脳手術　177
手関節の逆変形　175

▶と

動作緩慢　44
頭部に働く体幹性立ち直り反応
　　28
頭部に働く迷路性立ち直り反応
　　28
特発性尖足歩行　139
登山用ハーネスバンド　116
独歩　6

▶な

泣きの問題　77
慣れ現象　64

▶に

二足歩行　2
日本障がい者乗馬協会　114

▶の

脳室周囲白質軟化症　10
脳性まひ　43
　　──の運動発達　51
　　──の特徴　43
脳の可塑性　15

▶は

排泄　78
鋏状肢位　123
鋏状歩行　44
パラシュート反応　24, 31
パラシュート反応exercise
　　142
バランス反応　32, 39
バランス反応exercise　143
バランスボード　40
バランスボードexercise　143
ハンドリング　82

▶ひ

非対称性緊張性頸反射　32, 43,
　　53
非対称性緊張性頸反射姿勢　7
腓腹神経切除術　169
皮膚刺激　88

▶ふ

ファシリテーション・テクニッ
　　ク　87
プールの条件　112
プール療法　111
不随意運動　46
不調和な老化　181

▶ほ

方位反応　64
歩行　149
歩行困難　170
ポジショニング　82
母子相互作用　80
ボッチャ　117
ボツリヌス治療　121, 138, 149
　　──の効果　126
　　──の施注筋の選定　123
　　──の副作用　130
葡萄反射　36

▶み

未熟児　57

▶や

山登り　115

▶ゆ

床上運動　118

▶よ

抑制期　5
横座り風船テニス　118
四足歩行　2

▶ら

ライオン座り運動　38, 118
ラグビー　109
ランプス　117

▶り

両脳室周囲白質軟化症　149

▶れ

連合反応　46, 55

▶ろ

老化現象　*181*

数　字

6ヵ月健診　*77*

欧　文

▶A

AFO　*159, 161*
Alsの早産児行動評価法　*75*
APIB　*75, 79*
assessment of preterm infants' behavior　*75, 79*
asymmetrical tonic neck reflexes　*32*
ATNR　*32, 53*
ATNR posture　*7*
atonic spastic diplegia　*50*
A型ボツリヌス毒素　*122*

▶B

Bakerの手術　*167*
Bobath法　*88*
body derotative　*29*
body in sagittal plane　*29*
body movement backwards　*32*
body movement downwards　*31*
body movement forwards　*31*
body movement sideways　*31*
body righting reaction acting on the body　*28, 29*
body righting reaction acting on the head　*28*
body righting reaction on the body　*29*

body rotative　*29, 37*
BOTOX　*122*
botulinum toxin A　*122*
Brazeltonの新生児行動評価法　*59*
BTX-A　*122*
　――の施注量　*122*
　――の有効期間　*122*

▶C

competence for survival　*1*
CT　*72*

▶D

dissociated motor development　*9*

▶E

Eggers変法　*167*
emerging competences　*1*

▶F

fetal locomotion　*1*
fetal propulsion　*1*

▶G

general movements　*71*
GMs　*71*

▶H

head in space　*28*
heel gait cast　*133*
HGC　*133, 149*
high guard歩行　*8*

▶I

idiopathic toe walking　*139*
ITW　*139*

▶K

Kabat法　*89*

▶L

labyrinthine righting reaction　*28*
labyrinthine righting reaction on the head　*28*
Landau reaction　*29*

▶M

McGrawの抑制期　*6*
medium guard歩行　*8*
Milaniのチャート　*23*
Moro反射　*52*
MRI　*72*

▶N

NBAS　*36, 60*
　――のクラスター分類　*64*
neck righting reaction　*28*
neonatal behavioral assessment scale　*36, 60*
NICU　*78*
N型バランスボード　*40*

▶O

oblique support reaction　*30*
opisthotonic posture　*9*
opisthotonus　*51*
optical righting reaction　*28*

▶P

parachute reactions　*24*
phasic型　*44*
PNF　*89*
primary motor patterns　*2*
primary walking　*4*

proprioceptive neuromuscular facilitation *89*
PVL *10, 149*

▶ R

Reimersの治療手順 *169*
righting reactions *24*
rigospastic型 *44*
Rood法 *88*

▶ S

Samilsonの手術手技 *173*

scooting運動 *142*
see-saw exercise *144*
SFD *57*
shuffling *9*
small for date baby *57*
spasticity *44*
stabilizing function *115*
standing reflex *76*
stereotaxic thalamotomy *177*
Stoffelの手術 *169*

▶ T

tension athetosis *48*
tilting reactions *24, 39*
TLR *24, 54*
tonic labyrinthine reflex *24, 54*
tonic型 *44*

【著者略歴】

穐山富太郎(あきやまとみたろう)

- 1936年　長崎県に生まれる
- 1961年　長崎大学医学部卒業
- 1984年　長崎大学医療技術短期大学部教授
- 2001年　長崎大学医学部保健学科教授
- 2002年　長崎大学名誉教授
　　　　 長崎市障害福祉センター長

医学博士．長崎大学医学部講師，長崎県立整肢療育園園長を経て，現在に至る．

脳性まひと運動　　　　　　　ISBN978-4-263-26567-3

2018年7月10日　第1版第1刷発行

著　者　穐　山　富太郎
発行者　白　石　泰　夫
発行所　医歯薬出版株式会社

〒113-8612　東京都文京区本駒込1-7-10
TEL．(03)5395-7628(編集)・7630(販売)
FAX．(03)5395-7639(編集)・7633(販売)
https://www.ishiyaku.co.jp/
郵便振替番号 00190-5-13816

乱丁，落丁の際はお取り替えいたします　　印刷・木元省美堂／製本・愛千製本所
Ⓒ Ishiyaku Publishers, Inc., 2018. Printed in Japan

本書の複製権・翻訳権・翻案権・上映権・譲渡権・貸与権・公衆送信権（送信可能化権を含む）・口述権は，医歯薬出版㈱が保有します．

本書を無断で複製する行為（コピー，スキャン，デジタルデータ化など）は，「私的使用のための複製」などの著作権法上の限られた例外を除き禁じられています．また私的使用に該当する場合であっても，請負業者等の第三者に依頼し上記の行為を行うことは違法となります．

JCOPY <(社)出版者著作権管理機構 委託出版物>

本書をコピーやスキャン等により複製される場合は，そのつど事前に(社)出版者著作権管理機構（電話 03-3513-6969, FAX 03-3513-6979, e-mail：info@jcopy.or.jp）の許諾を得てください．